医学临床"新三基"训练
技能图解
（护士分册）

魏保生　刘　颖　主编

中国健康传媒集团

中国医药科技出版社

内 容 提 要

《医学临床"新三基"训练技能图解（护士分册）》为"医学临床'新三基'"套书中的一本，本着简明扼要、形象易懂的原则，叙述了护士人员所需要掌握的基本理论、基本知识和基本技能，内容涉及清洁与舒适管理，营养与排泄，身体活动管理等96项护理技术。该书图文并茂，步骤清晰，便于学习和操作。

本书集实用性、科学性、通俗性、新颖性于一体，适合护理工作者和护理备考者等阅读参考，也可作为护考的参考书。

图书在版编目（CIP）数据

医学临床"新三基"训练技能图解．护士分册/魏保生，刘颖主编．—北京：中国医药科技出版社，2017.1
  ISBN 978 – 7 – 5067 – 8918 – 9

I. ①医… II. ①魏… ②刘… III. ①临床医学 – 自学参考资料 ②护理学 – 自学参考资料 IV. ①R4 ②R47

中国版本图书馆 CIP 数据核字（2016）第 306274 号

美术编辑　陈君杞
版式设计　张 璐

出版　**中国健康传媒集团** | 中国医药科技出版社
地址　北京市海淀区文慧园北路甲 22 号
邮编　100082
电话　发行：010 – 62227427　邮购：010 – 62236938
网址　www. cmstp. com
规格　880 × 1230mm $^1/_{32}$
印张　8 $^3/_8$
字数　206 千字
版次　2017 年 1 月第 1 版
印次　2018 年 11 月第 2 次印刷
印刷　三河市腾飞印务有限公司
经销　全国各地新华书店
书号　ISBN 978 – 7 – 5067 – 8918 – 9
定价　**28.00 元**

编委会

前言

护理学是一门实践性、应用性很强的学科。随着护理工作模式的转变，护理学的理论和实践研究也发生了深刻的变化；而且随着医学科学的迅速发展，护理新技术、新方法不断涌现。为进一步规范常用护理技术操作程序，提高护士实际操作能力，保障护理安全，同时为护理管理者提供考核标准，根据《全国卫生系统护士岗位技能训练和竞赛活动》和《"优质护理服务示范工程"活动方案》的要求，我们组织编写了这套"新三基"丛书。

本系列包括《医学临床"新三基"训练（护士分册)》《医学临床"新三基"训练习题集（护士分册)》和《医学临床"新三基"训练技能图解（护士分册)》。

《医学临床"新三基"训练（护士分册)》本着简明扼要、形象易懂的原则，介绍了基础医学、医学伦理学、护理心理学、护理管理学、基础护理学、循证医学、医院感染学、临床检验学、医学影像学、临床病理学、临床营养学、康复医学等众多学科，以及诊疗技术操作、诊疗器械检查、疾病诊断步骤、临床思维方法等综合实践技能，内容丰富，贴近临床，十分实用。

《医学临床"新三基"训练习题集（护士分册)》与《医学临床"新三基"训练（护士分册)》全面配套，其特点是：①题型全面：各种题型，一网打尽；②题量丰富：所有考点，尽收题中；③题目仿真：专家挑选，去粗取精；④题解详细：解释到位，省事省心，并配有护士临床"三基"训练综合模拟考试卷及答案。

《医学临床"新三基"训练技能图解（护士分册）》本着简明扼要、形象易懂的原则，叙述了护士人员所需要掌握的基本理论、基本知识和基本技能，内容涉及清洁与舒适管理，营养与排泄，身体活动管理等 96 项护理技术。该书图文并茂，步骤清晰，便于学习和操作。

本丛书集实用性、科学性、通俗性、新颖性于一体，适合护理工作者和护理备考者等阅读参考，也可作为护考的参考书。限于水平有限，书中难免会有一些疏漏或不成熟之处，敬请广大读者批评指正。

编者

2016 年 12 月

目
录

上篇　技术操作

医学临床『新三基』训练技能图解（护士分册）

下篇　专科技术护理要点

上 篇

技 术 操 作

第一章 清洁与舒适管理

一、手卫生

（一）指征

（1）直接接触患者前后。

（2）无菌操作前后。

（3）处理清洁或者无菌物品之前。

（4）穿、脱隔离衣前后，摘手套后。

（5）接触不同患者之间或者从患者身体的污染部位移动到清洁部位时。

（6）处理污染物品后。

（7）接触患者的血液、体液、分泌物、排泄物、黏膜、皮肤或者伤口敷料后。

（二）按部就班——操作和实施步骤

1. 洗手

（1）湿手　用流动水湿润双手。

（2）涂皂　取适量皂液涂抹所有手部皮肤。

（3）揉搓（六步洗手法）

①掌心相对，手指并拢互相搓擦；

②手心对手背，沿指缝互相搓擦；

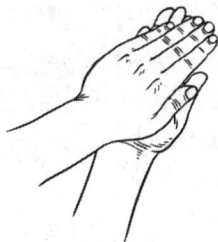 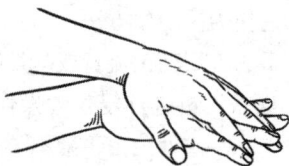

③掌心相对，双手交叉，沿指缝相互搓擦；

④弯曲各手指关节，双手相扣进行搓擦；

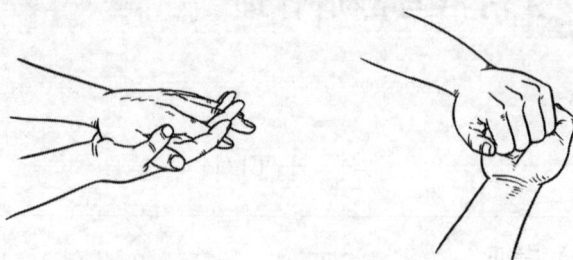

⑤一手握另一手大拇指，旋转搓擦，交换进行；

⑥一手指尖在另一手掌心旋转搓擦，交换进行；

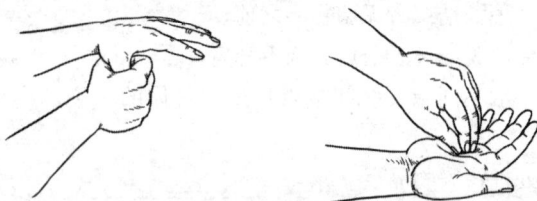

（4）冲洗　用流动水冲洗、清洗双手。

（5）干手　用一次性纸巾或自动烘手机干燥双手。

2. 手消毒

（1）取适量的速干手消毒剂于掌心。

（2）严格按照六步洗手法的揉搓步骤进行揉搓。

（3）揉搓时保证手消毒剂完全覆盖手部皮肤，直至手部干燥，使双手达到消毒目的。

（三）未雨绸缪——操作的注意事项

1. 如果手部皮肤无可见污染（血迹、分泌物等），可使用速干手消毒剂作为手卫生方法。当手上有血迹或分泌物等明显污染时，必须洗手。有耐药菌流行或暴发时，洗手时建议使用抗菌皂液。

2. 医务人员进行侵入性操作时应当戴无菌手套，戴手套前后应当洗手。一次性无菌手套不得重复使用。

3. 掌握正确洗手和手消毒的方法，应注意清洗手心、手背、指尖、指缝及手掌的各个关节，时间不少于 15 秒。

4. 洗手时如水龙头为手拧式开关，采用防止手部再污染的方法关闭水龙头。

5. 手部不得佩戴戒指等饰物。

二、无菌技术

无菌技术是指专门用于防止微生物污染的技术。执行无菌技术可以减少乃至杜绝患者因诊断、治疗和护理所引起的意外感染。

因为肉眼难以察觉微生物的污染，所以工作人员必须树立无菌观念，明确无菌物品、有菌物品、无菌区域和有菌区域的概念。凡已经过灭菌且未被污染的物品称为无菌物品。未经灭菌或灭菌后被污染的物品为有菌物品。已经过灭菌未被污染的区域称为无菌区域。未经灭菌或灭菌后被污染的区域称为有菌区域。

（一）评估

环境宽敞，符合无菌原则。各种无菌物品符合规范要求，摆放合理。

（二）操作的一般步骤

1. 衣帽整齐，洗手，戴口罩。

2. 用物准备：治疗盘、无菌敷料巾、无菌持物钳罐、无菌持物钳、无菌敷料罐、外用无菌溶液、无菌手套。

3. 查看治疗巾的有效期。取治疗巾，双折铺于治疗盘上，将上层折成扇形，边缘向外。

4. 查看无菌物品的名称、有效期。

5. 根据所需无菌盘的用途取相应的无菌物品置于无菌盘内。

6. 检查无菌溶液的有效期、药液质量、包装瓶质量。

7. 按无菌操作原则消毒瓶口，打开瓶塞冲洗瓶口，按要求倒溶液于治疗碗内。

8. 覆盖无菌巾，将正面向上翻折两次，两侧向下反折，注明铺盘日期和时间并签名。

9. 分别在打开的无菌敷料巾、无菌持物钳罐、无菌敷料罐、无菌溶液瓶上注明打开日期、时间。

10. 戴手套：检查有效期、号码。按无菌原则正确戴手套，保证手套不被污染。

11. 脱手套：正确摘脱手套，保持双手不被污染。

12. 处理用物，分类放置。

（三）无菌持物钳的使用方法

1. 取、放无菌持物钳时，钳端闭合向下，不可触及容器口边缘，用后立即放回容器内。

2. 取远处物品时，应当连容器一起搬移到物品旁使用。

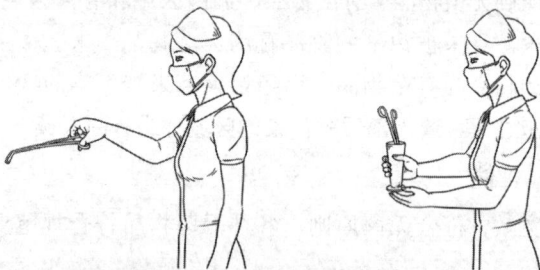

（四）无菌容器使用法

1. 打开无菌容器时，应将盖子全部打开，容器盖内面朝上置于稳妥处，或者拿在手中。

2. 从中取物品时，避免物品触碰边缘而被污染。

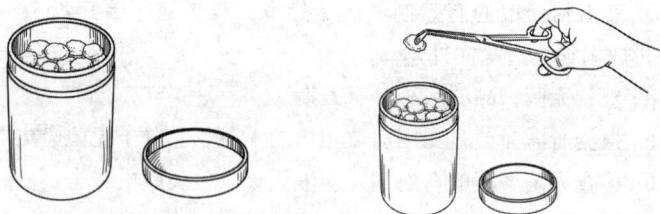

（五）取用无菌溶液法

1. 打开瓶口橡胶塞，消毒瓶口边缘。

用持物钳翻起瓶盖

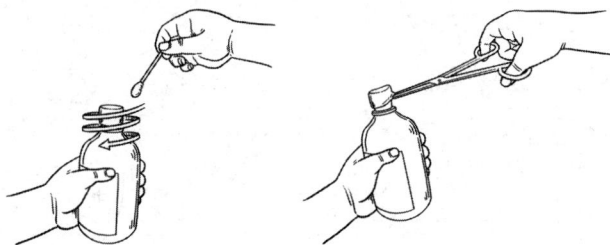

向下旋转消毒

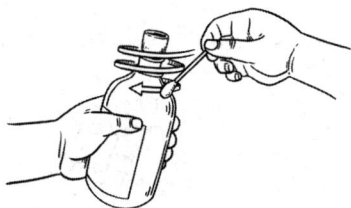

2. 手握标签面，先倒少量溶液于弯盘内，再由原处倒所需液量于无菌容器内。

3. 取用后立即塞上橡胶塞，消毒瓶塞边缘后盖紧。

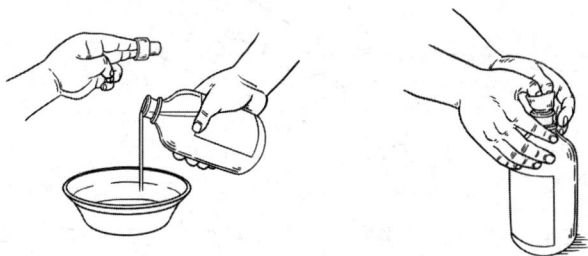

（六）戴无菌手套法

1. 打开包皮，捏住手套的翻折部分（手套内面）；取出手套，左手对准五指戴上；再用戴好无菌手套的手插入另一手套翻折内面（手套外面）；同法将右手手套戴好。

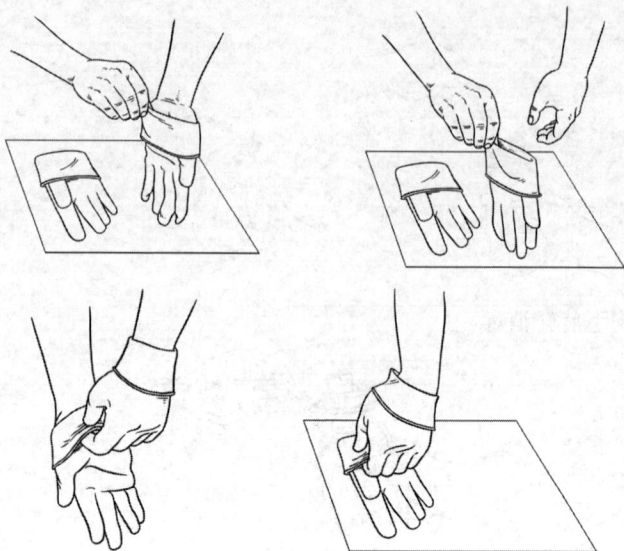

2. 双手对合交叉调整手套位置，将手套翻边扣套在工作服衣袖外面。

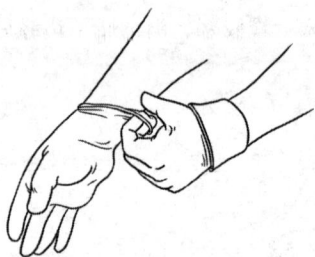

3. 脱手套：一手捏住另一手套腕部外面；翻转脱下；再以脱下手套的手插入另一手套内侧，将其往下翻转脱下。

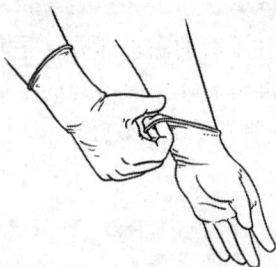

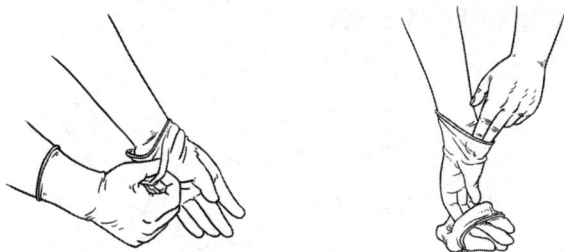

（七）铺无菌盘

1. 打开无菌包，夹无菌巾于盘上。

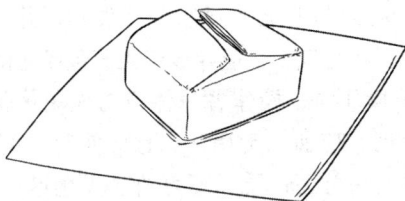

2. 放物品于盘内。

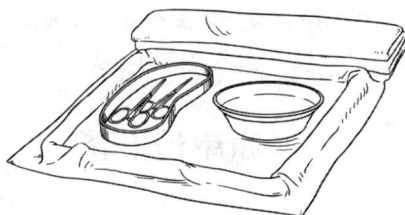

3. 打开无菌溶液，消毒瓶口边缘，倒取无菌溶液。

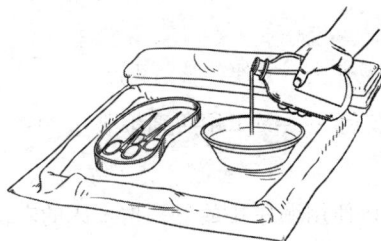

4. 将无菌巾边沿对齐盖好。

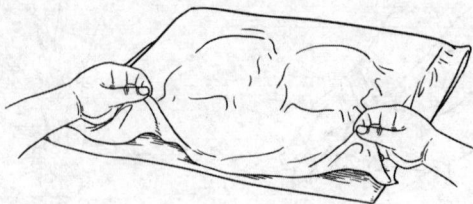

（八）未雨绸缪——操作的注意事项

1. 无菌操作前 30 分钟应停止清扫工作，避免尘埃飞扬。

2. 无菌物品必须与非无菌物品分开放置，并且有明显标识。无菌物品不可暴露在空气中，应存放于无菌包或无菌容器中。

3. 进行无菌操作时，操作者身体应与无菌区保持一定距离。取、放无菌物品时，应面向无菌区，且应使用无菌持物钳。手臂应保持在腰部或治疗台面以上，不可跨越无菌区，手不可直接接触无菌物品。

4. 无菌物品一经取出即使未用，也不可放回无菌容器内。如用物疑有污染或已被污染，应予以更换并重新灭菌。

5. 一套无菌物品只供一位患者使用一次。

三、床单位准备

（一）运筹帷幄——评估、计划和观察要点

1. 评估患者病情、意识状态、合作程度、自理程度、皮肤情况、管路情况。

2. 评估床单位安全、方便、整洁程度。

（二）按部就班——操作和实施步骤

1. 备用床

（1）将用物按使用顺序排放好，携至床的右侧，一手提起椅子放在床尾，距床尾能过一人的距离。将用物放在椅背上。

（2）移开床旁桌，将棉被纵向梯形折叠，横向"S"形折叠后

连同枕芯依次放在椅子上。

（3）翻床褥及床垫（注意调换床头和床尾）

（4）铺大单

①对齐大单与床的中线，上下左右打开。

②先做右侧床头角。右手略抬床垫，左手过大单中线包紧，捏住床垫右手拉大单向上使边缘与床垂直，两手做斜角并塞入垫下。

③走至床尾拉大单中线与床尾中线对齐，依同样方法做床尾角，塞中间部分于垫下。

④护士转至床的左侧，以同样方法做左侧床头角。

⑤做左侧床尾角之前要全面拉紧后再做角，塞中间部分于垫下。

（5）装被套

①将被套中线与床中线对齐，上下左右打开。

②将被头与床头对齐。

③床尾开口处打开至1/3处，将棉被放在开口处，中线对正，左手拉被头，右手在被套外配合，使棉被装入套内（注意两角充实，被头饱满）。

④两侧打开至床尾，全面拉开使被套和棉被吻合，上翻床尾处棉被，结扎带子后拉平。

⑤护士回到左侧床头，折成被筒使其两侧与床垫齐，被头距床头15cm。

⑥护士站在床尾做下部被筒，中线对正，两边拉直向内折叠与床垫齐。

⑦做左侧床尾角。

⑧护士转回床右侧，先查看床头，再做床尾角（注意与左侧对称）。

（6）在椅子上装好枕套（注意角实、平整），放在床头（开口背门）。

（7）放回床旁桌椅。

（8）站在床尾，查看床单位是否整齐。

2. 暂空床

改暂空床法

（1）移开床旁椅，椅背齐床尾。

（2）将棉被四折于床尾与床垫齐，被头处向内折叠。

（3）移回床旁椅。

铺暂空床法

（1）将用物按使用顺序排放好，携至床的右侧，一手提起椅子放在床尾，距床尾能过一人的距离。将用物放在椅背上。

（2）移开床旁桌，将棉被纵向梯形折叠，横向"S"形折叠后连同枕芯依次放在椅子上。

（3）翻床褥及床垫（注意调换床头和床尾）

（4）铺大单

①对齐大单与床的中线，上下左右打开。

②先做右侧床头角。右手略抬床垫，左手过大单中线包紧，捏住床垫，右手拉大单向上使其边缘与床垂直，两手做斜角并塞入垫下。

③走至床尾拉大单中线与床尾中线对齐，依同样方法做床尾角，塞中间部分于垫下。

④护士转至床的左侧，以同样方法做左侧床头角。

⑤做左侧床尾角之前要全面拉紧后再做角，塞中间部分于垫下。

（5）装被套

①将被套中线与床中线对齐，上下左右打开。

②将被头与床头对齐。

③床尾开口处打开至1/3处，将棉被放在开口处，中线对正，左手拉被头，右手在被套外配合，使棉被装入套内（注意两角充实，被头饱满）。

④两侧打开至床尾，全面拉开使被套和棉被吻合，上翻床尾处棉被，结扎带子后拉平。

⑤护士回到左侧床头，折成被筒使两侧与床垫齐，被头距床头 15cm。

⑥护士站在床尾做下部被筒，中线对正，两边拉直向内折叠与床垫齐。

⑦做左侧床尾角。

⑧护士转回床右侧，先查看床头，再做床尾角（注意与左侧对称）。

⑨将棉被四折于床尾，与床垫齐，被头处向内折叠。

（6）在椅子上装好枕套，放在床头（开口背门）。

（7）放回床旁桌椅。

（8）站在床尾，查看床单位是否整齐。

3. 麻醉床

（1）~（3）同备用床操作。

（4）铺大单

①对齐大单与床的中线，上下左右打开。

②依次做床头、床尾角，塞中间部分于垫下。

③取全部橡皮单和中单放在床尾处，先铺中间橡皮单，上缘距床头 45 ~ 50cm，再铺中单，盖过橡皮单一并塞入垫下。

④铺麻醉橡皮单，上缘齐床头，塞入垫下，铺中单，盖过橡皮单，床头做角，其余部分塞垫下。

⑤护士转至床左侧，将橡皮单及中单撩起在床单上。

⑥铺好大单后，再铺橡胶单及中单。

（5）装被套

① ~ ④同备用床被套① ~ ④。

⑤床尾向上齐床垫反折 25cm。

⑥背门侧将被子半塞于垫下。

⑦迎门侧齐床垫向上反折 25cm 后，呈三折扇形于对侧床边。

（6）套枕套：将枕头横立于床头，开口背门。

（7）放回床旁桌椅。

（8）备护理用物：治疗盘内放血压计、听诊器、压舌板、舌钳、弯盘、纱布或卫生纸、手电、重症记录单及笔。

（9）必要时备热水袋、氧气、吸引器等。

4. 卧床患者更换床单法

（1）备齐用物至床旁。

（2）向患者解释，必要时关闭门窗，放平床头。

（3）将椅子移至床尾。

（4）松开床尾。

（5）移开床旁桌。

（6）将枕移至对侧，协助患者侧卧于对侧，盖好并注意安全。

（7）拉出近侧中单向外卷至床中央，塞在患者身下。

（8）扫净橡皮单搭在患者身上。

（9）将脏的大单外卷于患者身下。

（10）扫净床褥。

（11）铺清洁大单于床上，对好中线，内卷对侧大单塞在患者身下。近侧分别做床头角、床尾角，塞大单中部于垫下。

（12）放下橡皮单，铺清洁中单于橡皮单上，对准中线，内卷对侧中单，塞在患者身下，与橡皮单一并塞入垫下。

（13）移枕头于近侧，使患者翻身侧卧于床的右侧，盖好并注意安全。

（14）护士转到床的左侧，撤下脏中单放入护理车的污衣袋内。

（15）扫净橡皮单，搭在患者身上，撤脏大单从床头卷向床尾，放入污衣袋内。

（16）扫净床褥，从患者身下拉出清洁大单，依次做床头角、床尾角和单的中间部分。

（17）放下橡皮单，从患者身下拉出清洁中单一起塞入垫下。

（18）使患者平卧于床中间，拉平盖被，解开带子，打开被套翻转过被头。

（19）取清洁被套反面向外平铺在被子上，从床尾开口处翻开至床头处，充满被头两角拉直，将清洁被套及脏被套一起拉向床尾，将脏被套撤出后放入污衣袋内，被头处盖于患者肩下，护士站在床尾拉平系带。

（20）在床头做被筒，使被头与床头距离15cm。

（21）护士站在左侧床尾做左侧床尾角。

（22）护士转向右侧，先检查床头，再做右侧床尾角。

（23）换枕套同备用床。

（24）必要时摇起床头。

（25）放回桌椅，推出护理车。

（三）护患配合——评价和指导要点

1. 告知患者床单位管理的目的及配合方法。

2. 指导患者及家属正确使用床单位辅助设施。

（四）未雨绸缪——操作的注意事项

1. 评估操作难易程度，运用人体力学原理，防止职业损伤。

2. 操作过程中观察患者生命体征、病情变化、皮肤情况，注意保暖，保护患者隐私，避免牵拉管路。

3. 操作中合理使用床档保护患者，避免坠床。

4. 使用橡胶单或防水布时，避免其直接接触患者皮肤。

5. 避免在室内同时进行无菌操作。

四、整理床单位

（一）运筹帷幄——评估、计划和观察要点

1. 患者的病情、意识状态、合作程度、自理程度、皮肤情况。

2. 了解有无引流管，伤口，尿、便失禁等，采用与病情相符的方法整理床单位。

3. 向患者讲解整理床单位的目的。

（二）按部就班——操作和实施步骤

1. 衣帽整洁，洗手，戴口罩。

2. 准备用物：护理车、床刷、床刷套、大单、中单、被套、枕套及清洁衣裤。

3. 携用物至床旁，向患者解释。

4. 移开床旁桌、椅。

5. 如患者病情允许，护士可协助患者下床并注意保暖；可将床放平，床垫与床头平齐。

6. 松开被尾，协助患者翻身，松开近侧床单，取床刷自床头

至床尾扫净大单上的渣屑。

7. 自床头至床尾拉紧大单，再拉紧大单中部并平整塞于床垫下。

8. 协助患者翻身卧于扫净一侧。转至对侧按以上方法清扫，并拉平铺好。

9. 整理盖被，注意保暖。

10. 取下枕头，拍松后放于患者头下。

（三）护患配合——评价和指导要点

指导患者有不适及时与护士沟通。

（四）未雨绸缪——操作的注意事项

1. 操作时遵循标准预防、节力、安全的原则，采用湿扫法清洁并整理床单位。

2. 操作时根据引流管及输液管放置位置妥善安置。

3. 操作过程中注意避免引流管或导管牵拉，密切观察患者病情，发现异常及时处理。

4. 操作后对躁动、易发生坠床的患者拉好床档或者采取安全措施，保证患者安全。

5. 使用橡胶单或防水布时，避免其直接接触患者皮肤。

6. 避免在室内同时进行无菌技术操作。

五、口腔护理

（一）运筹帷幄——评估、计划和观察要点

1. 评估患者的病情、意识、配合程度。

2. 观察口唇、口腔黏膜、牙龈、舌苔有无异常，口腔有无异味，牙齿有无松动，有无活动性义齿。

（二）按部就班——操作和实施步骤

1. 衣帽整洁，洗手，戴口罩。

2. 准备用物：治疗盘、治疗碗、盐水棉球、弯血管钳、小镊子、弯盘、压舌板、纱布、吸水管、颌下巾，另备手电筒、漱口

溶液、液体石蜡油、棉签。

3. 携用物至床旁，核对床号、姓名。协助患者侧卧，头偏向护士。取颌下巾围于患者颌下，置弯盘于口角旁，有义齿者取下。

4. 将治疗碗移向近侧，用血管钳和镊子使生理盐水与棉球充分、均匀地浸湿并清点棉球的数量。左手持小镊子夹棉球，右手持血管钳在弯盘上接取并将多余水分挤掉后擦拭口唇。

5. 以血管钳夹住棉球由内向外擦拭远侧及近侧颊部，远侧及近侧上、下牙齿外面，远侧及近侧上、下牙齿内面，远侧及近侧上、下牙齿咬合面。

6. 擦洗上腭、舌面、舌下及口腔底部。

7. 擦洗完毕，协助患者使用吸水管漱口，漱口不少于两次。用颌下巾擦干颌面部。

8. 取压舌板和手电筒检查口腔情况并评估口腔护理效果，观察口腔是否清洁，黏膜和牙龈有无损伤，口唇涂石蜡油，再次清点棉球数量。

9. 协助患者取舒适卧位，整理床单位。

10. 处理用物，分类放置。

11. 洗手，记录。

（三）操作图解

1. 用手电筒检查患者口腔情况，协助患者头偏向一侧，铺治疗巾，弯盘置于患者口角旁。

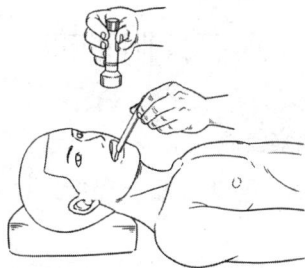

2. 注意血管钳使用方法。

3. 擦洗牙齿左上内侧面至门齿、左上咬合面至门齿、左下内侧面至门齿、左下咬合面至门齿、左侧颊部。每擦洗一处更换一个棉球。

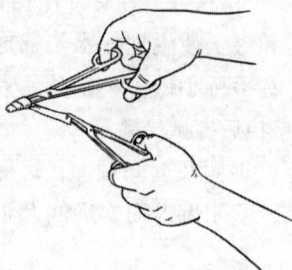

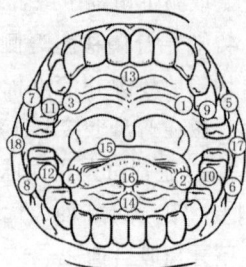

（四）护患配合——评价和指导要点

1. 告知患者口腔护理的目的和配合方法。

2. 指导患者正确的漱口方法。

（五）未雨绸缪——操作的注意事项

1. 操作时避免血管钳触及牙龈或口腔黏膜。

2. 昏迷或意识模糊的患者棉球不能过湿，操作中注意夹紧棉球，防止遗留在口腔内，禁止漱口。

3. 有活动性义齿的患者协助清洗义齿。

4. 使用开口器时从磨牙处放入。

5. 选择合适的口腔护理溶液及用物。根据口腔 pH 或遵医嘱选择合适的口腔护理溶液。

六、会阴护理

（一）评估与观察要点

1. 了解患者病情、意识、配合程度，有无尿失禁及留置导尿管。

2. 评估病室温度及遮蔽程度。

3. 观察患者会阴部皮肤黏膜状况、分泌物性质及量、伤口状况。

（二）按部就班——操作和实施步骤

1. 会阴冲洗

（1）衣帽整洁，洗手，戴口罩。

（2）准备用物：治疗盘、量杯（内盛温度为 41～43℃ 的冲洗液）、弯盘、大棉球、长镊子、便盆、尿垫。

（3）携用物至床旁，核对床号、姓名并解释，遮挡患者。

（4）协助患者取仰卧位，双腿屈曲分开，褪去对侧裤腿，盖在近侧腿上，对侧腿用盖被遮盖，露出外阴。

（5）将尿垫及便盆置于患者臀下，使便盆平面置于患者臀部。

（6）持量杯，测试冲洗液温度，持镊子夹紧棉球，边擦拭边冲洗，由内至外，由上至下，先清洁尿道口周围，后清洁肛门，每擦洗一次均应更换棉球。留置尿管者，由尿道口处向远端依次用消毒棉球擦洗。会阴部有伤口者，由伤口处向远端依次用棉球擦洗。

（7）冲洗后持镊子夹纱布擦干会阴部，协助患者抬高臀部，取出便盆。

（8）协助患者恢复舒适体位并穿好衣裤，整理床单位。

（9）处理用物，分类放置，洗手。

2. 会阴擦洗

（1）衣帽整洁，洗手，戴口罩。

（2）准备用物：治疗盘、弯盘、碘伏棉球、长镊子、手套。

（3）携用物至患者旁，核对床号、姓名，做好解释，遮挡患者。

（4）协助患者取仰卧位，双褪屈曲稍分开，褪去对侧裤腿，盖在近侧腿上，对侧腿用盖被遮盖，露出外阴。

（5）患者臀下垫治疗巾，将弯盘置于外阴处。

（6）戴手套，一手分开大阴唇，一手持镊子夹消毒棉球由内向外、自上而下擦洗会阴，先清洁尿道口，后清洁肛门。每个棉球只用一次。留置尿管者，由尿道口处向远端依次用消毒棉球擦洗。

（7）撤去会阴消毒用物，脱下手套，协助患者恢复舒适体位并穿好衣裤，整理床单位。

（8）处理用物，分类放置，洗手。

（三）护患配合——评价和指导要点

1. 告知患者会阴护理的目的及配合方法。

2. 告知女性患者观察阴道分泌物的性质，有无异味等。

（四）未雨绸缪——操作的注意事项

1. 水温适宜。

2. 女性患者月经期宜采取会阴冲洗。

3. 为患者保暖，保护隐私。

4. 避免牵拉引流管、尿管。

七、协助沐浴和床上擦浴

（一）运筹帷幄——评估、计划和观察要点

1. 评估患者的病情、自理能力、沐浴习惯及合作程度。

2. 评估病室或浴室环境。

3. 评估患者皮肤状况。

4. 观察患者在沐浴中及沐浴后的反应。

（二）按部就班——操作和实施步骤

1. 协助沐浴

（1）向患者解释沐浴的目的及注意事项，取得配合。

（2）调节室温和水温。

（3）必要时由护理人员护送进入浴室，协助穿、脱衣裤。

（4）观察病情变化及沐浴时间。

2. 床上擦浴

（1）衣帽整洁，洗手。

（2）准备用物：毛巾、浴巾、浴皂、梳子、护肤剂、脸盆、水桶、清洁衣裤和被服、便器、屏风，根据患者需要另备会阴冲洗用物。

（3）携用物至床旁，核对患者并询问有无特殊的用物需求，

向患者解释，遮挡患者。

（4）协助患者移近护士侧，并采取舒适体位，保持身体平衡，盖上浴巾，将毛巾浸湿，叠成手套状包于手上，清洁面部，可使用浴皂，洗后用较干毛巾擦净。

（5）协助患者脱去上衣，在擦洗部位下铺大浴巾，并遮盖暴露部位，擦洗双上肢，再用毛巾擦干，注意保暖。

（6）按需换水，检查水温，擦洗胸部及腹部，擦洗后用浴巾擦干。

（7）协助患者取侧卧位，背向护士，浴巾盖于患者肩部及臀部，从后颈、背部至臀部擦洗，用浴巾边按摩边擦干。协助患者穿好清洁上衣。

（8）协助患者平卧，脱下裤子，更换盆、热水及毛巾，擦洗双下肢，并用温水泡脚并擦干。

（9）换水，洗手。进行会阴冲洗或擦洗，并擦干会阴部，换清洁裤子。

（10）必要时使用润肤用品，协助患者穿好衣服，梳头。

（11）整理床单位，洗手。

（三）护患配合——评价和指导要点

1. 协助沐浴时，指导患者使用浴室的呼叫器。

2. 告知患者沐浴时不要用湿手接触电源开关，不要反锁浴室门。

3. 告知患者沐浴时预防意外跌倒和晕厥的方法。

4. 指导患者经常观察皮肤，预防感染，确保无压疮并发症的发生。

（四）未雨绸缪——操作的注意事项

1. 浴室内应配备防跌倒设施（如防滑垫、浴凳、扶手等）。

2. 床上擦浴时随时观察病情，注意与患者沟通。

3. 妊娠 7 个月以上孕妇不适宜盆浴。

4. 床上擦浴时注意保暖，保护隐私。

5. 保护伤口和管路，避免伤口受压、管路打折、扭曲。

6. 注意擦净皮肤皱褶处，如腹股沟处，乳房下等。

7. 擦浴过程中及时换水，保持水温适宜，切忌烫伤或过冷刺激患者，一般 15～30 分钟内完成。

8. 擦拭眼部避免使用浴皂，除眼部外，其他部位一般按清水一遍，浴皂一遍，清水擦净，浴巾擦干的顺序擦洗。

八、物理降温

（一）运筹帷幄——评估、计划和观察要点

1. 评估患者的年龄、意识，冷敷部位的感知情况、面积大小、血液循环及皮肤情况，有无禁忌证，如循环障碍、组织损伤、水肿等。

2. 向患者解释，取得患者配合。

（二）按部就班——操作和实施步骤

1. 衣帽整洁、洗手、戴口罩。

2. 用物准备　冰袋降温：冰袋、无棱角冰块、布套；冰帽降温：冰帽、无棱角冰块、毛巾、治疗巾、盆/桶；冷湿敷降温：盛满冰水的容器、橡胶单、治疗巾、棉签、凡士林、纱布、敷料、长钳两把。

3. 携用物至床旁，核对床号、姓名，关闭门窗，为患者进行遮挡。

4. 冰袋降温：取无棱角冰块适量装入冰袋，放置于患者所需部位，观察局部血液循环和体温变化。

5. 冰帽降温

（1）患者平卧，头下垫治疗巾。

（2）取无棱角冰块适量装入冰帽，放置于患者头部。

（3）排水管放在盆/桶内，及时添加冰块。

（4）观察局部血液循环和体温变化。

6. 冷湿敷降温

（1）受敷部位涂凡士林，上盖一层纱布。

（2）用长钳取冷湿布拧干至不滴水，折叠置于患者所需部位。

（3）每 2～3 分钟酌情更换敷布。

（4）观察局部血液循环和体温变化。

7. 温水擦浴降温：协助患者暴露擦浴部位，头部置冰袋，足底置热水袋，按正确方法及顺序（先远侧后近侧）擦浴。

（1）颈部侧面—肩—上肢外侧—手背；

（2）侧胸—腋窝—上肢内侧—肘窝—手掌（协助患者侧卧，露出背部）；

（3）颈后—背部—臀部（协助患者穿好上衣，褪去裤子）；

（4）髋部—下肢外侧—足背；

（5）腹股沟—下肢内侧—内踝；

（6）股部—下肢后侧—腘窝—足跟。

8. 物理降温后撤去降温用具，协助患者休息，整理床单位。

9. 物理降温后半小时测体温并记录。

10. 处理用物，洗手。

【操作图解】

1. 擦上肢

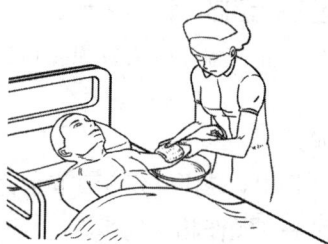

2. 擦下肢

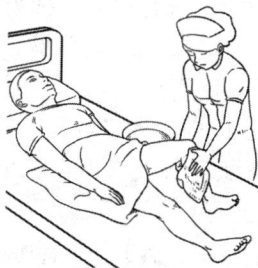

（三）护患配合——评价和指导要点

1. 指导患者在高热期摄入足够水分。

2. 指导患者在高热期间采取正确的疏风散热方法，避免捂盖。

（四）未雨绸缪——操作的注意事项

1. 腋窝、肘窝、腹股沟、腘窝处等大血管丰富的部位，应多擦拭片刻，以促进散热。

2. 擦浴时间应控制在 20 分钟内，擦浴时注意保暖及维护患者隐私，冰袋降温时注意避免冻伤。

3. 擦浴中注意观察患者反应，一旦出现寒战、面色苍白、脉搏和呼吸异常等情况应立即停止擦浴，并给予相应处理。

4. 擦浴半小时后测量体温并记录于体温单上，如体温低于 39℃ 则取下冰袋。

5. 禁擦项后、胸前区、腹部及足底。

九、床上洗头

（一）运筹帷幄——评估、计划和观察要点

1. 评估患者病情、配合程度、头发卫生情况及有无头皮损伤情况，选择合适的时间进行床上洗头。

2. 评估操作环境。

3. 观察患者在操作中、操作后有无病情变化。

（二）按部就班——操作和实施步骤

1. 衣帽整洁，洗手。

2. 准备用物：治疗车、洗头用具（洗头车、洗头专用盆或马蹄形卷）、一次性纸垫、水桶、毛巾、脸盆、水杯、洗发剂、治疗盘、棉球、纱布、梳子。

3. 携用物至床旁，向患者做好解释。摇平床头，移去枕头，铺橡皮中单及大毛巾于患者头及肩下，松开患者衣领向内反折，将毛巾围于颈部固定。

4. 协助患者仰卧，移枕于肩下，患者屈膝，可垫枕于两膝下。

5. 将马蹄形卷置于床头，马蹄形卷的开口处放一污桶或污盆盛接污水，协助患者将头置于马蹄形卷内，用纱布盖于两眼上，棉球塞入耳道，梳通头发。

6. 准备 40~45℃温水，用水杯倒温水充分浸润头发。

7. 倒洗发剂适量于掌心，涂遍头发，用指腹部揉搓头皮和头发，方向由发际向头顶部；用温水冲洗头发，至洗净为止。

8. 洗发后，解下颈部毛巾，包住头发，一手托患者头，一手撤去马蹄形卷，除去耳内棉球及眼罩或纱布，擦干患者面部，酌情使用护肤霜。

9. 擦干头发，防止受凉，梳理成患者习惯的发型。

10. 协助患者取舒适卧位，整理床单位，清理用物。

（三）护患配合——评价和指导要点

1. 告知患者床上洗头的目的和配合要点。

2. 告知患者操作中如有不适及时通知护士。

（四）未雨绸缪——操作的注意事项

1. 此操作适用于病情稳定的卧床患者，过于虚弱的患者不宜洗发。操作中遵循标准预防、节力、安全的原则。

2. 注意调节室温、水温。冬季注意保暖，及时擦干或吹干头发，避免患者着凉。

3. 在操作过程中，用指腹部揉搓头皮和头发，力量适中，避免抓伤头皮，观察患者反应，了解患者需要。

4. 在操作过程中，注意保护伤口及各种管路。

5. 洗发过程中随时观察患者的一般情况，如面色、呼吸、脉搏等，有异常时停止操作给予处理。

十、面部清洁和梳头

（一）运筹帷幄——评估、计划和观察要点

1. 了解患者病情、意识、生活自理能力及个人卫生习惯。

2. 观察患者毛发的分布、浓密程度、长度、卫生情况等，注

意头皮有无瘙痒、抓痕、有无头皮屑等。

3. 向患者告知操作目的，取得配合。

（二）按部就班——操作和实施步骤

1. 衣帽整洁，洗手。

2. 准备用物：脸盆、45℃左右温水、毛巾、香皂、治疗巾、（梳头时另备）梳子、纸巾、（必要时备）发夹、橡皮圈、30%乙醇。

3. 备齐用物携至床旁，向患者解释。

4. 协助患者取坐位或半坐位，只能平卧的患者可将治疗巾放于头下。

5. 用毛巾轻轻擦洗，可用香皂洗面部的污垢。

6. 清洗后，用毛巾擦拭干净。

7. 对坐位或半坐位的患者，在其肩上铺一治疗巾。只能平卧的患者，可协助患者抬起头，铺治疗巾于肩上，再将患者头转向一侧。

8. 从上至下，由发根至发梢梳理整齐；长发可分两股梳理，根据患者喜好将长发编辫或扎成束。

9. 用纸巾将脱落的头发包好和治疗巾一起放到垃圾袋内。

10. 整理床单位及清洗用具，协助患者取舒适卧位。

（三）护患配合——评价和指导要点

指导患者面部清洁及梳头的方法，解释注意事项，将呼叫器安置妥当，并告知使用方法。

（四）未雨绸缪——操作的注意事项

1. 遵循节力、安全的原则。

2. 面部如有开放性伤口则不要随意搓洗皮肤，以免加重损伤。

3. 面部如有管路应妥善固定，有黏膏痕迹及时清洁。

4. 梳头时宜使用圆钝齿的梳子，以防损伤头皮。如发质较粗或烫成卷发，可选用齿间较宽的梳子。

5. 头发梳理过程中，可用指尖按摩头皮，促进头部血液循环。发辫不可扎得过紧，以免阻碍血液循环或产生疼痛，每天至少将发辫松开一次，经梳理后再编好。

6. 如遇长发或有打结不易梳理时，可将头发绕在示指上，由发梢开始向上梳理逐渐到发根，避免过度牵拉，使患者感觉疼痛；也可用30%乙醇湿润打结处，再慢慢梳理开。

7. 在操作过程中，要与患者沟通，了解其需求，密切观察病情，发现异常及时处理。

十一、足部清洁

（一）运筹帷幄——评估、计划和观察要点

1. 了解患者病情和足部皮肤情况，根据评估结果选择适宜的清洁方法。

2. 告知患者足部清洁的目的及注意事项，取得配合。

（二）按部就班——操作和实施步骤

1. 衣帽整洁，洗手。

2. 准备用物：脸盆、毛巾、香皂、45℃左右温水、一次性纸垫。

3. 病室温、湿度适宜。

4. 备齐用物，携至床旁，向患者解释。

5. 协助患者坐起，将双脚放于温水盆中。

6. 如只能平卧的患者，床尾置一次性纸垫，其上放水盆，嘱患者屈膝双脚放于水盆中。

7. 用毛巾轻轻地搓洗，可用香皂清洗足部的污垢和皮屑。

8. 清洗干净后，用毛巾擦拭干净，盖上盖被，注意保暖。

9. 协助患者取舒适卧位，整理用物。

（三）护患配合——评价和指导要点

指导患者足部清洁的方法及注意事项，将呼叫器安置妥当并告知使用方法。

（四）未雨绸缪——操作的注意事项

1. 遵循节力、安全的原则，保持床单位清洁、干燥。

2. 足部如有开放性伤口则不要随意搓洗皮肤，以免加重损伤。

3. 不要剪去硬痂部位，以免损伤真皮层而留下瘢痕。

4. 浸泡后应在足部涂以凡士林，使硬痂部位软化并滋润干燥皮肤。

5. 在操作过程中，要与患者沟通，了解其需求，密切观察病情，发现异常及时处理。

6. 糖尿病足如足部有溃疡创面，其周围皮肤可用温水、中性皂液清洗，后用棉球擦干，避免挤压伤口和损伤创面周围皮肤。注意观察足部血液循环情况，防止局部受压，必要时改变卧位或用支被架。

十二、协助更衣

（一）运筹帷幄——评估、计划和观察要点

1. 评估患者病情、意识、肌力、移动能力、有无肢体偏瘫、手术、引流管及合作能力。

2. 评估患者的体型，选择合适、清洁的患服。

（二）按部就班——操作和实施步骤

1. 衣帽整洁，洗手。

2. 准备用物：清洁衣裤、污衣袋。

3. 备齐用物并携至床旁，做好解释，关闭门窗，调节适宜室温，遮挡患者。

4. 协助患者脱下近侧或健侧的衣袖；协助患者侧卧，将脱下的衣袖塞入背下至另一侧；协助患者脱下另一侧的衣袖。

5. 协助患者穿远侧、患侧或输液侧衣袖，使患者侧身面向护士，整理背部衣服；嘱患者平卧，协助其穿近侧或健侧衣袖，扣好钮扣，整理、拉平衣服。

6. 解开患者裤子的系带；嘱患者抬高臀部，将裤子脱下；将脏裤子放于污衣袋内。

7. 将裤子的左、右腿分别套上，先穿远侧或患侧裤管，再穿

近侧或健侧裤管，最后将两侧一齐拉近患者臀部，协助患者抬高臀部，将裤子拉至腰部，系上带子。

8. 为患者盖好被子，协助患者取舒适卧位，整理床单位。

9. 处理用物，洗手。

（三）护患配合——评价和指导要点

告知患者做好准备，尽力配合护士进行操作。

（四）未雨绸缪——操作的注意事项

1. 此操作适用于病情较重、自理受限的患者。

2. 根据患者病情采取不同的更衣方法，病情稳定可采取半坐卧位或坐位更换；手术或卧床可采取轴式翻身法更换。

3. 严格遵循更衣原则

（1）脱衣方法：无肢体活动障碍时，先近侧，后远侧；一侧肢体活动障碍时，先健侧，后患侧。

（2）穿衣方法：无肢体活动障碍时，先远侧，后近侧；一侧肢体活动障碍时，先患侧，后健侧。

4. 更衣过程中，注意保护伤口和各种导管，注意保暖。更衣可与温水擦浴、会阴护理等同时进行。

十三、指/趾甲护理

（一）运筹帷幄——评估、计划和观察要点

1. 了解患者病情、意识、生活自理能力及个人卫生习惯。

2. 观察患者指/趾甲的长度、清洁状况。

3. 告知患者操作的目的，取得配合。

（二）按部就班——操作和实施步骤

1. 衣帽整洁，洗手。

2. 准备用物：选择合适的指甲刀、脸盆、毛巾。

3. 携用物至床旁，向患者做好解释，协助患者取舒适卧位。

4. 用温水清洗双手。

5. 用指甲刀修剪指甲至适宜长度。

6. 锉平指/趾甲。

7. 整理床单位，保持清洁、干燥。

（三）护患配合——评价和指导要点

告知患者在修剪过程中与护士进行配合的方法。

（四）未雨绸缪——操作的注意事项

1. 此操作适用于病情较重、自我完成指/趾甲护理受限的患者。

2. 修剪过程中，与患者沟通，避免损伤甲床及周围皮肤，对于特殊患者（如糖尿病患者或有循环障碍的患者）要特别小心，对于指/趾甲过硬者，可先在温水中浸泡 10～15 分钟，软化后再进行修剪。

十四、晨晚间护理

（一）运筹帷幄——评估、计划和观察要点

1. 了解患者的护理级别、病情、意识、自理程度等，评估患者清洁卫生及皮肤受压情况。

2. 评估病室环境及床单位的清洁程度。

3. 操作中倾听患者需求，观察患者的病情变化。

（二）按部就班——操作和实施步骤

1. 晨间护理

（1）备齐用物，携至床旁，向患者解释。

（2）根据患者病情和自理程度鼓励或协助患者排便、刷牙、漱口、洗脸、洗手、梳头。

（3）检查皮肤受压情况，擦洗背部。

（4）整理床单位

①移开床旁桌椅，松开近侧各单。

②取床刷自床头至床尾扫净大单上渣屑。

③自床头至床尾拉紧大单，再拉紧大单中部并平整塞于床垫下。

④协助患者翻身，卧于扫净一侧，护士转至对侧依照上述方法清扫，并拉平铺好。

⑤整理盖被。

⑥取下枕头，拍松后放于患者头下。

（5）必要时更换被服。

2. 晚间护理

（1）备齐用物，携至床旁，向患者解释。

（2）协助患者梳发、洗脸、洗手、刷牙、漱口、擦洗背部，为女患者清洗会阴部，最后用热水泡脚。

（3）检查身体受压部位皮肤，观察有无压疮早期征象。

（4）整理床单位

①移开床旁桌椅，松开近侧各单。

②取床刷自床头至床尾扫净大单上渣屑。

③自床头至床尾拉紧大单，再拉紧大单中部并平整塞于床垫下。

④协助患者翻身，卧于扫净一侧，护士转至对侧依照上述方法清扫，并拉平铺好。

⑤整理盖被。

⑥取下枕头，拍松后放于患者头下。

（5）必要时更换被服。

（三）护患配合——评价和指导要点

告知患者晨晚间护理的目的和配合方法。

（四）未雨绸缪——操作的注意事项

1. 操作时注意保暖，保护隐私。

2. 维护管路安全。

3. 眼睑不能闭合的患者应保持角膜湿润，防止角膜感染。

4. 发现皮肤黏膜异常，及时处理并上报。

5. 实施湿式扫床，预防交叉感染。

6. 注意患者体位舒适与安全。

十五、患者入院/出院护理

〔患者入院护理〕

（一）运筹帷幄——评估、计划和观察要点

1. 患者入院原因和患者的疾病情况。

2. 患者的皮肤，意识状态，饮食，睡眠，大、小便，安全及心理状况。

3. 询问患者有无过敏史。

（二）按部就班——操作和实施步骤

1. 衣帽整洁，洗手。

2. 用物准备：备好床单位，根据病情准备好急救物品和药品。

3. 接诊护士/责任护士自我介绍。

4. 通知医师接诊。

5. 妥善安置患者于病床。

6. 责任护士测量生命体征，填写患者入院相关资料。

7. 告知入院后有关管理规定。

8. 完成入院护理评估，与医师沟通确定护理级别。

9. 遵医嘱实施相关治疗和护理。

10. 完成患者清洁护理，使患者舒适。

〔患者出院护理〕

（一）运筹帷幄——评估、计划和观察要点

患者疾病康复状况。

（二）按部就班——操作和实施步骤

1. 衣帽整洁。

2. 责任护士听取患者住院期间的意见和建议。

3. 针对患者病情及恢复情况进行出院指导。

4. 患者出院后终止各种治疗和护理，做好出院登记。

5. 整理出院病历。
6. 送患者出病房。
7. 对患者床单位进行常规清洁消毒。
8. 传染性床单位及病室，均按照传染病终末消毒处理。

一、协助患者进食/水

（一）运筹帷幄——评估、计划和观察要点

1. 评估患者病情、意识状态、自理能力、合作程度。

2. 评估患者饮食类型、吞咽功能、咀嚼能力、口腔疾患、营养状况、进食情况。

3. 了解有无餐前、餐中用药，有无特殊治疗或检查。

（二）按部就班——操作和实施步骤

1. 衣帽整洁，洗手。

2. 准备用物：餐具、餐巾、餐桌。

3. 携用物至床旁，向患者解释。

4. 协助患者洗手，清洁口腔。

5. 将治疗巾或餐巾围于患者胸前，保证衣服和被单整洁。

6. 协助配膳员及时将热饭、热菜准确无误地分发给患者。鼓励患者自行饮食，必要时协助进餐。

7. 进餐后及时撤去餐具，清理食物残渣。

8. 协助患者漱口、洗手，整理床单位，协助其取舒适体位。

9. 观察进食中和进食后的反应，做好记录。

10. 需要记录出入量的患者，准确记录患者的进食和饮水时间、种类、食物含水量和饮水量等。

（三）护患配合——评价和指导要点

根据患者的疾病特点，对患者或家属进行饮食指导。

（四）未雨绸缪——操作的注意事项

1. 此操作适用于不能自理或部分自理的患者，应遵循安全

原则。

2. 进食过程如有特殊药物应及时给予。如有特殊饮食，治疗饮食，护士要做到心中有数。

3. 注意食物的温度、软硬度，防止损伤患者。进食时观察患者有无吞咽困难、呛咳、恶心、呕吐等，及时处理。

4. 对暂时需要禁食或延迟禁食的患者做好交接班。

5. 需要记录出入量的患者，准确记录患者的进食/水时间、种类、食物含水量等。

二、肠内营养

（一）运筹帷幄——评估、计划和观察要点

1. 了解患者的病情、意识、心理状态、营养状况、胃肠道功能及合作程度。

2. 评估管饲通路情况，输注方式，有无误吸风险。

3. 观察营养液输注中、输注后的反应。

（二）按部就班——操作和实施步骤

1. 衣帽整洁，洗手，戴口罩。

2. 准备用物：治疗盘、弯盘、小镊子、液体石蜡油纱布、一次性胃管、治疗碗（内盛清水）、灌注器、治疗巾，另备棉签、胶布、营养液（38~40℃）、手电、听诊器、压舌板，酌情备肠内营养输注泵、输注泵管、加温器。

3. 携用物至床旁，核对患者姓名，做好解释。

4. 协助患者取坐位或半卧位，清洁鼻腔，铺治疗巾。

5. 测量插入胃管的长度（鼻尖或耳垂至剑突或额头发际正中至剑突，一般45~55cm），润滑胃管前端。

6. 右手持镊子夹持胃管前端自鼻孔向咽部缓缓插入约14~16cm，嘱患者做吞咽动作，并随吞咽迅速将胃管送入胃内。

7. 用回抽胃液、听气过水声或观察有无气泡溢出的方法确认胃管在胃内后，妥善固定。

8. 回抽胃液，自胃管注入少量温开水。

9. 一手反折胃管末端，另一手抽吸营养液接于管口，缓慢均匀注入营养液后注入 30～50ml 温开水，封堵胃管，妥善固定，可使用肠内营养输注泵将营养液加温泵入。

10. 携拔管用物至患者旁，核对患者姓名，解释拔管原因。置弯盘于患者颌下，揭去胶带。

11. 封严胃管的末端，轻微地移动胃管。

12. 一手垫纱布靠近鼻孔处包裹胃管，嘱患者做深呼吸，待慢慢呼气时，快速地拔除胃管放入弯盘。

13. 协助患者漱口、清洁面部，观察患者反应。

14. 整理床单位，协助患者取舒适体位。

15. 处理用物，分类放置。

16. 洗手，处理医嘱，记录。

【操作图解】

1. 清洁鼻孔，检查并打开胃管及石蜡油的包装。

2. 取胃管并检查是否通畅，测量插管的长度（自发际至剑突），约 45～55cm。

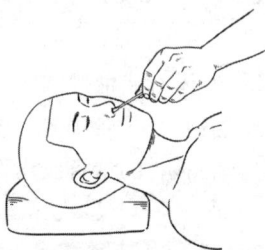

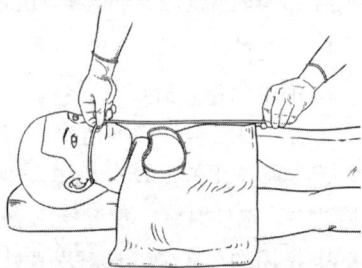

3. 润滑胃管前端，右手持胃管，沿一侧鼻孔缓缓插入，到咽喉部约 15cm 时，嘱患者张口，检查胃管是否在口中。然后嘱患者做吞咽动作，同时快速将胃管送至所需的长度（在插管过程中适时给予鼓励）。

4. 用胶布固定于鼻翼。

5. 验证胃管是否在胃内（听注气声）。

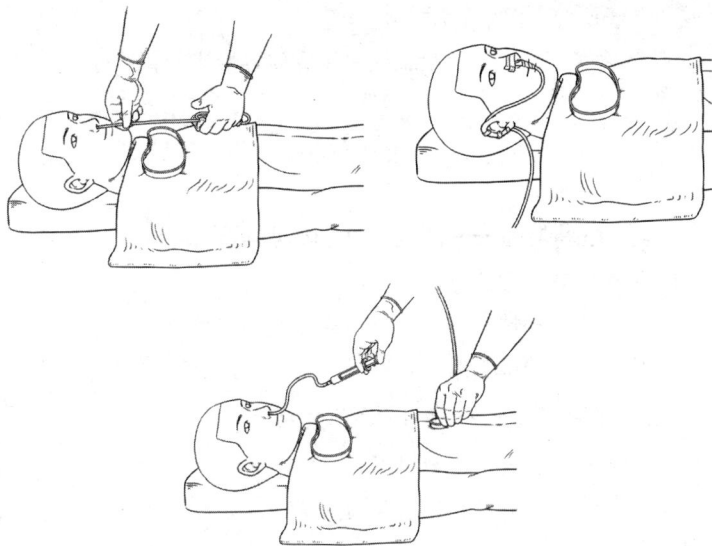

（三）护患配合——评价和指导要点

1. 指导患者插胃管时深呼吸，缓解恶心、呕吐等症状。

2. 置管后嘱其活动量不宜过大，鼻饲时如有不适及时通知护士。

3. 拔管时指导其掌握配合方法。

（四）未雨绸缪——操作的注意事项

1. 营养液现配现用，用粉剂应搅拌均匀，配制后的营养液放置在冰箱冷藏，24 小时内用完。

2. 输注前，检查并确认喂养管的位置，抽吸并估计胃内残留量，如有异常及时报告。

3. 病情允许者输注后 30min 保持半卧位，避免搬动患者，以免引起误吸。

4. 长期留置鼻胃管或鼻肠管者，每天用油膏涂拭鼻腔黏膜，轻轻转动鼻胃管或鼻肠管，每日进行口腔护理，定期（或按照说明书）更换喂养管，对胃、空腔造口者，保持造口周围皮肤干燥、清洁。

5. 特殊用药前后用约 30ml 温开水或生理盐水冲洗喂养管，药片或药丸经研碎、溶解后注入喂养管。

6. 避免空气入胃，引起胀气。注意放置恰当的管路标识。

三、肠外营养

（一）运筹帷幄——评估、计划和观察要点

1. 核对医嘱，准确无误。

2. 了解患者病情、意识、合作程度及营养状况。

3. 评估中心静脉管路是否通畅、置管部位及周围皮肤情况。

（二）按部就班——操作和实施步骤

1. 衣帽整洁，洗手，戴口罩。

2. 用物准备：静脉营养液、治疗盘、安尔碘、棉签、治疗巾、生理盐水、注射器。

3. 携用物至床旁，核对患者姓名，核对执行单与营养袋标签内容是否一致，协助患者取舒适体位。

4. 安装输液泵并连接电源，静脉营养液置于输液架上，排气。

5. 打开输液泵门，将输液泵管置于输液泵的槽内，关闭泵门，打开水止。

6. 打开电源开关，根据治疗方案设置输液速度及预置输液总量。

7. 消毒输液接头两遍，再次排气，核对无误后，连接输液管路，启动输液泵，妥善固定。

8. 观察输注是否通畅及患者有无不良反应。

9. 患者输注完后，按规范进行冲、封管。

10. 整理床单位，协助患者取舒适体位。

11. 处理用物，分类放置。

12. 洗手，处理医嘱，记录。

（三）指导要求

1. 嘱患者输注过程中不可随意调节泵速、拔除输液管路。

2. 嘱患者在输注过程中如有不适或输液泵出现报警，应及时

通知护士。

3. 嘱患者翻身等活动时幅度不宜过大，防止管路牵拉、脱出。

（四）未雨绸缪——操作的注意事项

1. 营养液配制后若暂时不输注，应放入冰箱冷藏，输注前室温下复温后再输，保存时间不超过 24 小时。

2. 等渗或稍高渗溶液可经周围静脉输入，高渗溶液应从中心静脉输入，明确标识。

3. 如果选择中心静脉导管输注，应按照中心静脉导管维护常规进行维护。

4. 不宜从营养液输入的管路输血、采血。

四、失禁护理

（一）运筹帷幄——评估、计划和观察要点

1. 评估患者意识、排尿方式、膀胱充盈程度、会阴部皮肤及阴茎状况，有无尿道感染史、乳胶过敏史、自理能力、合作程度，了解患者治疗及用药情况。

2. 告知患者操作目的，取得配合。

（二）按部就班——操作和实施步骤

1. 衣帽整洁，洗手，戴口罩。

2. 准备用物：治疗盘、防水垫、手套、肥皂、毛巾、盆（内盛温水）、男性尿套。

3. 备齐用物，携至床旁，向患者解释，关闭门窗，遮挡患者。

4. 协助患者仰卧，暴露会阴部，臀下垫纸垫，清洁会阴部皮肤。

5. 根据病情，遵医嘱采取相应的保护措施，如女性患者小便失禁给予留置导尿管并酌情使用防水垫。

6. 对男性患者可以采用尿套等。

7. 尿套使用：戴手套，一手握住阴茎，一手将男性尿套从阴茎龟头部慢慢转动套上阴茎，尿套前端与龟头间保留 2.5~5cm 的

距离，妥善固定。

8. 协助患者取舒适体位，整理床单位。

9. 洗手，处理用物。

（三）护患配合——评价和指导要点

1. 鼓励并指导患者膀胱功能及盆底肌的训练。

2. 指导患者建立良好的卫生习惯，保持会阴部皮肤清洁、干燥。

3. 指导患者或家属掌握尿套的使用方法及注意事项。

（四）未雨绸缪——操作的注意事项

1. 此操作适用于失禁的患者，在护理过程中应与患者沟通，清洁到位，注意保暖，并保护患者隐私。留置尿管期间，注意尿道口清洁。

2. 操作过程中保持床单位清洁、干燥。

3. 尿套留置时间不可超过 24 小时，长期使用者应注意局部皮肤评估，观察有无过敏情况，如出现阴茎周围皮肤发红、破溃等应立即停止使用。

五、床上使用便器

（一）运筹帷幄——评估、计划和观察要点

1. 评估患者的生活自理能力及活动情况。

2. 告知患者操作目的，取得配合。

（二）按部就班——操作和实施步骤

1. 衣帽整洁，洗手，戴口罩。

2. 准备用物：便器、防水垫、手套。

3. 携便器至床边，向患者解释，以取得合作，遮挡患者。

4. 垫好纸垫，帮助患者脱裤，屈膝。

5. 一手托起患者腰骶部，同时嘱其抬高臀部，另一手将便器置于臀下，便器开口端向下放置。检查患者是否坐在便器中央，如患者不习惯于平卧姿势排便，在病情允许时可抬高床头。

6. 对不能自主抬高臀部的患者：先帮助患者侧卧，放置便器后，一手扶住便器，另一手帮助患者恢复平卧位；也可两人协力抬起臀部，放置便器。

7. 尊重患者的意愿，可守候在患者床旁，也可把卫生纸或呼叫器放于患者身边易取到的地方。

8. 排便过程中应询问患者有无不适主诉，及时处理。

9. 排便完毕，帮助患者擦净肛周，及时取走便器，撤去防水垫。

10. 处理和清洁便器，注意观察患者大、小便情况，以协助诊断和治疗。

（三）护患配合——评价和指导要点

指导患者正确排便方法及注意事项，切忌过度用力。

（四）未雨绸缪——操作的注意事项

1. 此操作适用于卧床不能自理的患者。

2. 使用便器前应检查便器表面有无破损、裂痕等，注意保暖，保护患者隐私。天冷时可用热水把便盆温热。

3. 对于不能自主抬高臀部的患者不可硬塞或硬拉便器，必要时在便器边缘垫以软纸或布垫，以免损伤骶尾部皮肤。便后应注意观察骶尾部位的皮肤，如有异常及时处理。

4. 排便后应正确处理排泄物，清洁便器，保持床单位清洁、干燥。

六、导尿

（一）运筹帷幄——评估、计划和观察要点

1. 评估患者自理能力、合作程度及耐受力。

2. 评估患者病情、意识、膀胱充盈度、会阴部皮肤黏膜状况、了解男性患者有无前列腺疾病等引起尿路梗阻的情况。

（二）按部就班——操作和实施步骤

1. 衣帽整洁，洗手，戴口罩。

2. 准备用物：治疗盘、无菌导尿包（弯盘、镊子、血管钳、孔巾、无菌手套、润滑剂棉球、碘伏棉球、导尿管、纱布），另备会阴擦洗或冲洗用物、防水垫。

3. 携用物至床旁，核对并解释，遮挡患者。

4. 松开床尾盖被，协助患者取仰卧位，双腿屈膝分开，褪去远侧裤腿，盖在近侧腿上，远侧腿用盖被包裹，露出外阴。

5. 患者臀下垫防水垫，将弯盘置于外阴处，戴手套，一手分开大阴唇，一手持镊子夹消毒棉球由内向外、自上而下擦洗会阴，先清洁尿道口，后清洁肛门，每个棉球只用一次。

6. 撤去会阴消毒用物，脱下手套，洗手。

7. 患者卧位同前，置导尿包于两腿之间，打开导尿包外层将无菌巾上半幅置于患者臀下。

8. 戴无菌手套，铺孔巾，检查尿管气囊有无漏气，石蜡油棉球润滑导尿管前端至囊后 4～6cm 后，置于弯盘内备用。

9. 取弯盘置于会阴旁，左手拇指和示指分开并固定小阴唇，持镊子每次夹取一个碘伏棉球自上而下、由内向外，消毒尿道口、近侧、远侧各两遍，换血管钳夹取碘伏棉球再次消毒尿道口。

10. 取盛有尿管的弯盘置于会阴旁，用小镊子持导尿管轻轻插入尿道约 4～6cm（男性患者提起阴茎与腹壁呈 60°角，插入 20～22cm，见尿后再插入 5～7cm）。

11. 夹闭尿管末端，向气囊内注入无菌生理盐水，轻拉尿管有阻力后，连接尿袋，固定尿管及尿袋，尿管有标识并注明置管日期。

12. 导尿完毕，抽出气囊内的全部液体，轻轻拔出尿管，清洁外阴。

13. 协助患者取舒适卧位，整理床单位。

14. 处理用物，分类放置。

15. 洗手，处理医嘱，记录。

【操作图解】

（一）女患者导尿术

1. 臀下垫一次性垫单，在床尾打开导尿包外层，置弯盘于会阴处，左手戴一次性手套，右手持血管钳夹取棉球依次消毒阴阜、双侧大阴唇。

再用戴手套的手分开大阴唇，消毒双侧小阴唇和尿道口、肛门。

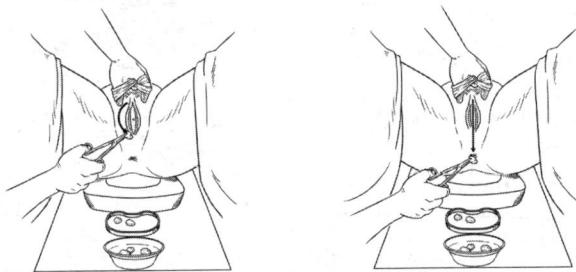

2. 在患者两腿之间打开内层导尿包。

戴手套，铺洞巾，使洞巾和治疗巾内层形成一无菌区。

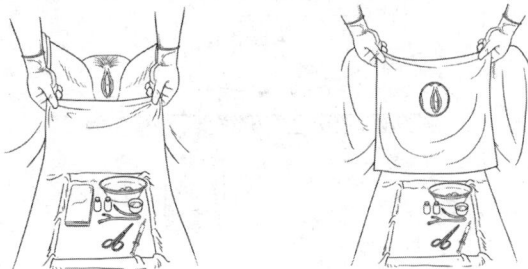

3. 按操作顺序排列好用物，检查尿管气囊是否漏气，接尿袋，并润滑导尿管前端。

4. 再次消毒，顺序为：尿道口→两侧小阴唇→尿道口。

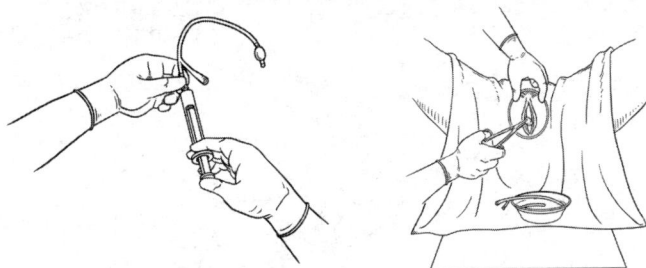

5. 嘱患者深呼吸，插导尿管（适时给予鼓励），进 4～6cm，见尿液后，再进 5～7cm，夹闭尿管。

6. 注入气囊 10～15ml 无菌生理盐水，轻拉固定，必要时遵医嘱留取尿标本。

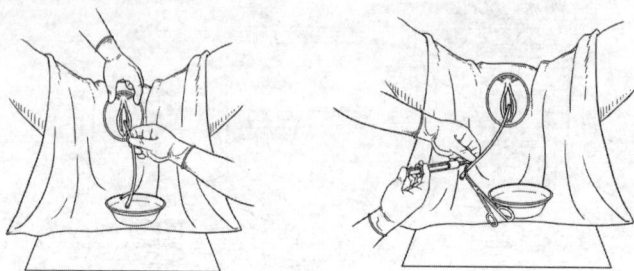

7. 把储尿袋固定。

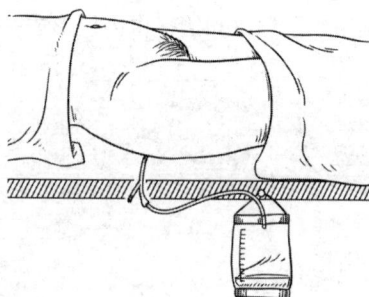

（二）男患者导尿术

1. 臀下垫一次性垫单，在床尾打开导尿包外层，置弯盘于会阴处，左手戴一次性手套，右手持血管钳夹取棉球依次消毒，顺序为阴阜、阴茎、阴囊。

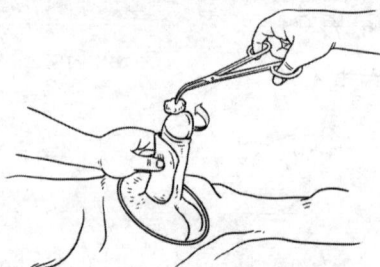

然后左手用纱布裹住阴茎包皮向后推，暴露尿道外口，自尿道口向外、向后旋转擦拭尿道口、龟头及冠状沟数次。

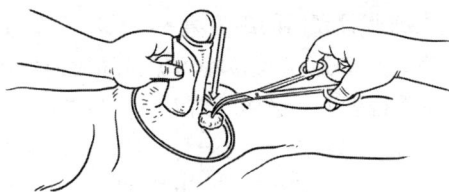

2. 一手用无菌纱布固定阴茎，嘱患者张口呼吸，用另一血管钳夹持导尿管前端，对准尿道口轻轻插入 20～22cm（适时给予鼓励），见尿液流出后再插入 5～7cm，夹闭尿管。注入气囊 10～15ml 无菌生理盐水，轻拉固定，必要时遵医嘱留取尿标本。

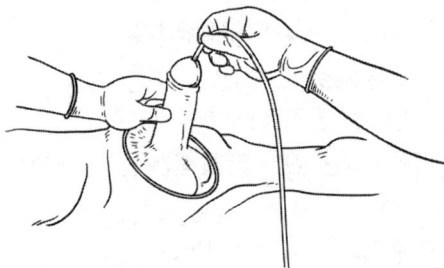

3. 撤洞巾，摘手套，固定尿袋。

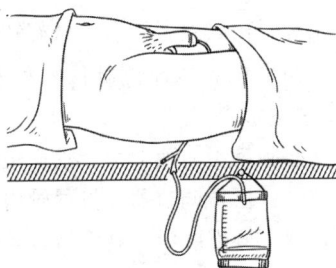

（三）护患配合——评价和指导要点

1. 告知患者导尿的目的及配合方法。

2. 告知患者防止尿管受压、脱出的注意事项。

3. 告知患者离床活动时的注意事项。

（四）未雨绸缪——操作的注意事项

1. 导尿过程中，若尿管触及尿道口以外区域，应重新更换尿管。

2. 膀胱过度膨胀且衰弱的患者第一次放尿不宜超过 1000ml。

3. 男性患者包皮和冠状沟易藏污垢，导尿前要彻底清洁，插管遇阻力时切忌强行插入，必要时请专科医师插管。

七、灌肠

（一）运筹帷幄——评估、计划和观察要点

1. 了解患者病情，评估意识、自理情况、合作及耐受程度。

2. 了解患者排便情况，评估肛门周围皮肤黏膜状况。

（二）按部就班——操作和实施步骤

1. 大量不保留灌肠法

（1）衣帽整洁，洗手，戴口罩。

（2）准备用物：治疗盘、无菌灌肠袋、大量杯、小量杯、水温计、卫生纸、防水垫，另备 S 钩。

（3）配制灌肠液，温度 39～41℃，

（4）打开无菌灌肠袋外包装，取出无菌灌肠袋，将灌肠液倒入灌肠袋内。

（5）携用物至床旁，核对患者姓名，做好解释，遮挡患者。

（6）半松被尾，协助患者取左侧卧位，双膝屈曲，褪裤至膝部，臀部移至床沿，将防水垫置于臀下。

（7）戴手套，挂灌肠袋于输液架上，液面距肛门 40～60cm。

（8）润滑肛管前端，松开调节器，排尽管内气体，钳闭肛管。

（9）左手分开臀部，显露肛门，右手持肛管缓缓插入肛门 7～10cm，固定肛管，松开调节器，使溶液缓缓流入，观察液面下降情况及患者耐受程度。

（10）灌肠液即将灌完时，夹闭肛管，取卫生纸包住肛管拔出，擦净肛门，嘱患者尽量于 5～10 分钟后排便。

（11）整理床单位，协助患者取舒适卧位，开窗通风。

（12）处理用物，分类放置。

（13）洗手，处理医嘱，记录排便情况。

【操作图解】

1. 协助患者取左侧卧位，裤子褪至臀下，注意保暖。垫垫单于臀下，盖好被子。

2. 石蜡油润滑肛管前端，左手垫卫生纸分开肛门，暴露肛门，嘱患者深呼吸，右手将肛管轻轻插入直肠 7～10cm（适时给予鼓励）。

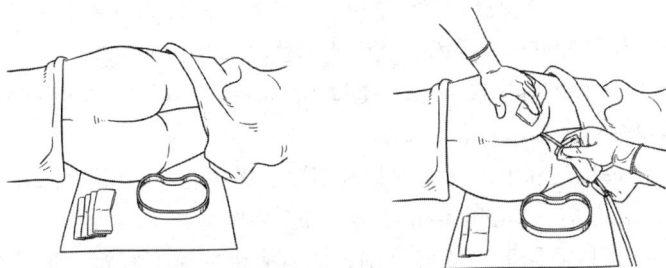

3. 固定肛管，开放管夹，使液体缓缓流入。

4. 灌洗完毕，用卫生纸包裹肛管轻轻拔出，脱手套，裹起肛管放入污物桶内，擦净肛门。

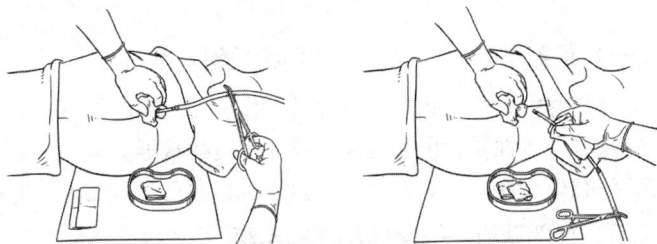

2. 保留灌肠

（1）携用物至患者旁，核对患者姓名，做好解释，遮挡患者。

（2）根据病情和病变部位取合适卧位，臀部垫高约 10cm，必要时准备便盆。

（3）润滑肛管前端，排气，插入肛管 15～20cm，液面距肛门的高度 <30cm，缓缓注入药液。

（4）药液注入完毕后，反折肛管并拔出，擦净肛门。

（5）嘱患者尽可能忍耐，药液保留 20～30 分钟。

（6）整理床单位，协助患者取舒适卧位，开窗通风。

（7）处理用物，分类放置。

（8）洗手，处理医嘱，记录。

（三）护患配合——评价和指导要点

告知患者灌肠的目的及配合方法。

（四）未雨绸缪——操作的注意事项

1. 妊娠、急腹症、消化道出血、严重心脏病等患者不宜灌肠；直肠、结肠和肛门等手术后及大便失禁的患者不宜灌肠。

2. 伤寒患者灌肠溶液不超过 500ml，液面不高于肛门 30cm，肝性脑病患者禁用肥皂水灌肠。

3. 灌肠过程中发现患者脉搏细速、面色苍白、出冷汗、剧烈腹痛、心慌等，应立即停止灌肠，并报告医生。

4. 保留灌肠时，肛管宜细，插入宜深，速度宜慢，量宜少，防止气体进入肠道。

八、密闭式膀胱冲洗

（一）运筹帷幄——评估、计划和观察要点

1. 评估病情、意识状态、自理及合作程度。

2. 观察尿液性质、出血情况、排尿不适症状等。

3. 注意患者反应，观察冲洗液出入量、颜色及有无不适主诉。

（二）按部就班——操作和实施步骤

1. 衣帽整洁，洗手，戴口罩。

2. 准备用物：治疗盘、消毒用物、无菌冲洗液，另备防水垫。

3. 携用物至患者旁，核对患者姓名，做好解释，遮挡患者，协助取舒适体位。

4. 检查留置导尿管的固定情况并排空尿袋内的尿液（3L 无菌集尿袋）。

5. 查对冲洗液的名称、剂量及浓度。将冲洗液袋/瓶挂于输液

架上，距床面约60cm，排气后关闭调节器。

6. 评估冲洗管路，取下三腔尿管冲洗管口无菌护帽，沿管口切面向外螺旋形消毒两次，与冲洗液连接，开放冲洗管持续冲洗，速度80~100滴/分。

7. 冲洗完毕，关闭调节器，取下冲洗装置，用无菌护帽封闭冲洗管口。

8. 清洁患者外阴部皮肤，固定尿袋，位置低于膀胱。

8. 整理床单位，协助患者取舒适卧位。

9. 处理用物，分类放置。

10. 洗手，处理医嘱，记录。

【操作图解】

1. 分离导尿管与引流管。

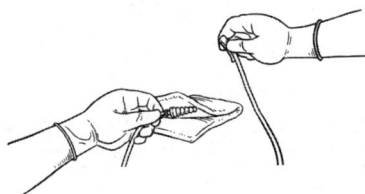

2 注入冲洗液。

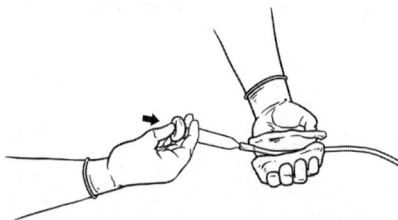

3 回抽冲洗液。

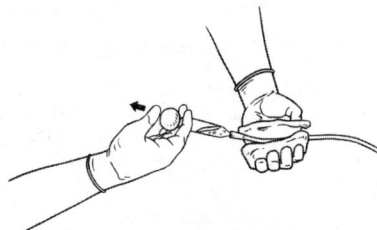

（三）护患配合——评价和指导要点

1. 告知患者冲洗的目的和配合方法。

2. 告知患者冲洗过程中如有不适及时通知护士。

（四）未雨绸缪——操作的注意事项

1. 根据患者反应及症状调整冲洗速度和冲洗液用量，必要时停止，并通知医生。

2. 冲洗过程中观察病情变化及引流管是否通畅。

第三章 身体活动管理

一、协助患者取正确卧位

（一）评估及观察要点

1. 评估患者病情、意识状态、自理能力、合作程度。

2. 了解患者的诊断、治疗和护理要求，选择体位。

3. 评估患者自主活动能力及卧床习惯。

4. 告知患者调整体位的意义和方法。

（二）按部就班——操作和实施步骤

1. 衣帽整齐，洗手。

2. 准备用物：床档，必要时备软枕、约束带等。

薄枕平卧位

（1）患者全麻未清醒、腰椎麻醉或脊髓穿刺后取此体位。

（2）垫薄枕，患者头偏向一侧。

（3）昏迷患者注意观察神志变化，谵妄、全麻未清醒患者应预防坠床，必要时使用约束带，并按照约束带使用原则护理。

（4）做好呕吐者的护理，防止窒息。

仰卧中凹位（休克卧位）

（1）适用于休克患者，抬高头胸 $10 \sim 20°$，抬高下肢 $20 \sim 30°$。

（2）保持呼吸道通畅，按休克患者观察要点护理。

头低足高位

（1）适用于分泌物引流、十二指肠引流、妊娠时胎膜早破等。

（2）患者仰卧，头偏向一侧，枕头横立于床头，床尾抬高 $15 \sim 30cm$。

（3）观察患者耐受情况，颅内高压患者禁用此体位。

51

侧卧位

（1）侧卧与平卧交替，可减少皮肤受压。

（2）患者侧卧，两臂屈肘，一手放于胸前，一手放于枕旁，下腿稍伸直，上腿弯曲。

（3）必要时在两膝之间、后背和胸、腹前各放置软枕。

俯卧位

（1）腰、背、臀部检查或有伤口不能平卧、侧卧的患者取此体位。

（2）患者俯卧，两臂屈肘时放于头部两侧，两腿伸直，胸下、髋部及踝部各放一软枕，头偏向一侧。

（3）气管切开、颈部损伤、呼吸困难者不宜取此体位。

半坐卧位

（1）适用于急性左心衰、腹部、盆腔手术等患者。

（2）患者仰卧，床头支架或靠背架抬高 30～60°，下肢屈曲。

（3）放平时，先放平下肢，后放床头。

端坐卧位

（1）适用于心力衰竭、心包积液、支气管哮喘发作时的患者。

（2）患者坐起，床上放一跨床小桌，桌上放软枕，患者可伏桌休息。

（3）必要时加床档防止坠床，可使用软枕、靠背架等支持物辅助坐姿。

（三）护患配合——评价和指导要点

告知患者在更换体位时注意保护各种管路，如局部感觉不适，应及时通知医护人员。

（四）未雨绸缪——操作的注意事项

1. 应注意各种体位承重处的皮肤情况，预防压疮。

2. 注意各种体位的舒适度，注意各种体位的安全，必要时使用床档或约束物。

二、协助患者翻身及有效咳嗽

（一）运筹帷幄——评估、计划和观察要点

1. 翻身前评估患者的年龄、体重、病情、肢体活动能力，有无手术、引流管、骨折和牵引等。

2. 拍背前评估患者的心功能情况，有咳血、气胸、肋骨骨折、肺水肿、低血压等，禁止背部叩击。

3. 告知患者翻身、拍背及有效咳嗽的目的，取得配合。

（二）按部就班——操作和实施步骤

1. 衣帽整齐，洗手。

2. 准备用物：床档、皮肤减压用具（如耳垫、卧位枕等）。

3. 备齐用物，携至床旁，向患者解释操作配合方法，取得合作。

4. 固定床脚刹车，妥善处理各种管路，对侧加床档。

5. 嘱患者仰卧，双手置于腹部。

6. 一人协助法

（1）将患者肩部、臀部移向护士侧床缘，护士双腿分开11～15cm，以保持平衡，使重心稳定。

（2）移上身：将患者肩部稍托起，一手伸入肩部，并用手臂扶托颈项部，另一手移至对侧肩背部，用合力抬起患者上身移至近侧。

（3）将患者臀部、双下肢移近并屈膝，使患者尽量靠近护士。

（4）护士一手托肩，一手扶膝，轻轻将患者转向对侧，背向护士。

7. 二人协助法

（1）护士二人在床的同一侧，一人托住患者颈肩部和腰部，另一人托住患者臀部及腘窝部，两人同时抬起患者移向近侧。

（2）分别托扶患者的肩、腰、臀和膝部，轻轻将患者翻向对侧。

（3）根据病情需要给予患者拍背，促进排痰，叩击原则：从下至上，从外至内，力度适中，鼓励患者咳痰。

（4）按侧卧位要求适当使用皮肤减压用具。

（5）密切观察患者病情变化，记录翻身、拍背时间及皮肤情况，做好交班。

（三）护患配合——评价和指导要点

1. 向患者讲解翻身、咳嗽的注意事项及配合方法，鼓励患者积极、主动参与。

2. 指导患者如有不适，及时告知医护人员。

（四）未雨绸缪——操作的注意事项

1. 此操作适用于不能自行移动及不能有效咳嗽的患者。协助患者翻身时遵循节力、安全的原则。

2. 应根据评估结果决定翻身的频次、体位、方式，选择合适的皮肤减压工具。

3. 协助患者翻身时应将患者身体稍抬起再翻身，切忌拖、拉、推等动作，以免擦伤皮肤，两人协助翻身时需注意动作要协调、轻稳。

4. 协助翻身过程中应注意观察病情及受压部位情况。

5. 如有特殊情况翻身时应注意：

（1）对有各种导管及输液装置者，应先将导管安置妥当，翻身后仔细检查，保持管路通畅。

（2）颈椎或颅骨牵引者，翻身时不可放松牵引，并使头、颈、躯干保持在同一水平翻动。翻身后注意牵引方向、位置以及牵引力是否正确。

（3）颅脑手术者，翻身时注意头部不可剧烈搬动。

（4）石膏固定者，应注意翻身患处位置及局部肢体的血运情况，防止受压。

（5）一般手术者，翻身时应先检查敷料是否干燥，有无脱落，若分泌物浸湿敷料，应先更换敷料并固定妥当后再行翻身，翻身后注意伤口不可受压。

6. 咳血、气胸、肋骨骨折、肺水肿、低血压、AMI 时禁忌拍背。

三、轴线翻身

（一）运筹帷幄——评估、计划和观察要点

1. 了解患者病情、意识状态及配合能力，告知其操作目的，取得其配合。

2. 观察患者损伤部位、伤口情况和管路情况。

（二）按部就班——操作和实施步骤

1. 衣帽整洁，洗手。

2. 准备用物，必要时备软枕。

3. 核对患者，帮助患者移去枕头，松开被尾，将对侧的床档拉上。

4. 三位护士站于患者同侧，一位护士扶持患者的头、颈与肩背部，另一护士扶持患者的腰臀部，再一位护士扶持患者的双下肢向近侧床边平行移动。三人同时用力，使头、颈、肩、腰、髋保持在同一水平线上，将患者翻至侧卧位，翻身角度不可超过60°。

5. 两名护士支托患者背部，维持脊柱在同一水平面，另一护士将枕头置于患者颈部，背部靠一软枕。

6. 协助患者上腿屈曲、下腿伸直，两腿之间夹垫软枕，盖好盖被。

7. 整理床单位。

8. 洗手，记录翻身时间和皮肤情况。

【操作图解】

1. 三名护士站于患者同侧，将患者平移至操作者同侧床旁。使头、颈、肩、腰、髋保持在同一水平线，一起缓慢移动，翻转至侧卧位，翻身角度不可超过60°（患者无颈椎损伤时，可由两名护士完成轴线翻身）。翻身过程中注意询问患者感受，保证安全。

2. 将一软枕放于患者背部，另一软枕放于两膝之间，并使双膝呈自然屈曲状。

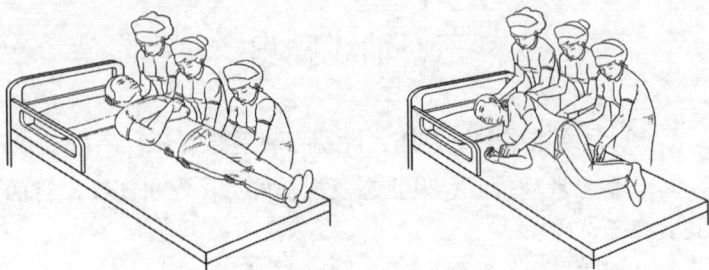

（三）护患配合——评价和指导要点

1. 向患者及家属介绍更换卧位的目的、配合方法及注意事项。

2. 嘱患者在翻身过程中，如有不适及时告知护士。

（四）未雨绸缪——操作的注意事项

1. 轴线翻身时，应保持整个脊椎平直。有颈椎损伤时，勿扭曲或旋转患者的头部，保护颈部。

2. 被动体位翻身后，应使用辅助用具支撑体位保持稳定，确保肢体和关节处于功能位。

3. 翻身时注意保护各种管路安全。

四、协助患者床上移动

（一）运筹帷幄——评估、计划和观察要点

1. 评估患者的病情、意识状态、肢体活动能力、配合能力、年龄、体重，有无手术、引流管、骨折和牵引等。

2. 对清醒患者解释操作目的，取得患者合作。

（二）按部就班——操作和实施步骤

1. 衣帽整洁，洗手。

2. 备好用物，携至床旁，向患者做好解释，必要时遮挡患者。

3. 固定床脚刹车，处理好引流管。

4. 视患者病情放平床头，将枕头横立于床头，避免撞伤患者。

5. 一人协助患者移向床头法

（1）使患者仰卧屈膝，双手握住床头板。

（2）护士一手托住患者肩部，一手托住患者臀部，抬起患者同时嘱患者脚蹬床面，挺身上移。

（3）放回枕头，视病情抬高床头，整理床单位。

6. 两人协助患者移向床头法

（1）患者仰卧屈膝，两名护士分别在床的两侧，交叉托住患者颈、肩及腰臀部，两人同时用力，协调地将患者抬起，移向床头。

（2）亦可两人同侧，一人托住颈、肩及腰部，另一人托住臀部及腘窝，同时抬起患者移向床头。

（3）放回枕头，抬高床头，整理床单位。

（三）护患配合——评价和指导要点

告知患者操作目的、配合方法及注意事项，指导患者与护士同时用力。

（四）未雨绸缪——操作的注意事项

1. 此操作适用于卧床不能自行移动的患者，操作中遵循节力、安全的原则。

2. 保持卧位正确，管道通畅。

3. 护士动作轻稳，避免对患者的拉、拽等动作，防止关节脱位，使患者舒适、安全。

4. 在护理过程中，密切观察患者病情变化，如有异常及时通知医师并处理。

五、患者搬运法

（一）运筹帷幄——评估、计划和观察要点

1. 了解患者病情、意识状态、肢体肌力、配合能力。

2. 了解患者有无约束、各种管路情况。

（二）按部就班——操作和实施步骤

1. 衣帽整洁，洗手。

2. 准备用物：性能良好的清洁平车。

3. 挪动法：适用于能在床上配合动作者。

（1）移开床旁桌、椅，松开盖被，帮助患者移向床边，平车与床平行并靠紧床边，固定平车。

（2）将盖被平铺于平车上。

（3）帮助患者按上身、臀部、下肢的顺序向平车挪动（从平车移回床上时，先助患者移动下肢、臀部，再移动上身）。

（4）为患者盖好被子，使患者舒适。

4. 一人法：适用于儿科或者体重较轻的患者。

（1）将平车推至床尾，使平车头端与床尾成钝角，固定平车。

（2）松开盖被，协助患者穿衣。

（3）将盖被铺于平车上，患者移至床边。

（4）协助患者屈膝，一臂自患者腋下伸至肩部外侧，一臂伸入大腿下。

（5）将患者双臂交叉于搬运者颈后，托起患者移步转身，将患者轻放于平车上，为患者盖好被子。

5. 双人法：适用于不能自行活动或体重较重者。

（1）将平车推至床尾，使平车头端与尾端成钝角，固定平车。

（2）松开盖被，协助患者穿衣，将盖被平铺于平车上。

（3）二人站于床同侧，将患者移至床边。

（4）一名护士一手托住患者颈肩部，另一手托住患者腰部，另一名护士一手托住患者臀部，另一手托住患者下肢，使患者身体稍向护士倾斜，两名护士同时合力抬起患者，移步转向平车，将患者轻放于平车上，为患者盖好被子。

6. 三人法：适用于不能自行活动或者体重较重者。

（1）将平车推至床尾，使平车头端与床尾成钝角，固定平车。

（2）松开盖被，协助患者穿衣，将盖被平铺于平车上。

（3）三人站于床同侧，将患者移至床边，一名护士托住患者头、肩胛部，另一名护士托住患者背部、臀部，第三名护士托住患者腘窝、小腿部，三人同时抬起，使患者身体稍向护士倾斜，同时移步转向平车，将患者轻放于平车上，为患者盖好被子。

7. 四人法：适用于病情危重或颈、腰椎骨折患者。

（1）移开床旁桌、椅，推平车与床平行并紧靠床边。

（2）在患者腰、臀下铺中单。

（3）一名护士站于床头，托住患者头及颈肩部，第二名护士站于床尾，托住患者两腿，第三名护士和第四名护士分别站于床及平车两侧，紧握中单四角，四人合力同时抬起患者，轻放于平车上，为患者盖好被子。

（4）患者从平车返回病床，则反向移动。

8. "过床易"使用法：适用于不能自行活动的患者。

（1）移开床旁桌、椅，推平车与床平行并紧靠床边，固定平车。

（2）护士分别站于平车与床的两侧并抵住，站于床侧护士协助患者向床侧翻身，将"过床易"平放在患者身下 1/3 或 1/4，向斜上方轻推患者至"过床易"。

（3）站于车侧护士，向斜上方轻拉协助患者移向平车，待患者上平车后，协助患者向车侧翻身，将"过床易"从患者身下取出。

【操作图解】

（一）一人搬运法

1. 协助患者屈膝，一臂自患者腋下伸至肩部外侧，一臂伸入患者大腿下，协助患者移至床边。

2. 将患者双臂交叉于搬运者颈后，托起患者移步转身，将患者轻放于平车上。

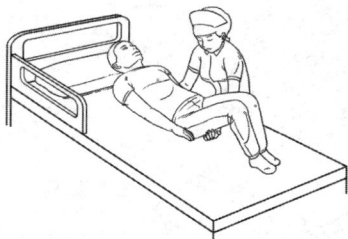

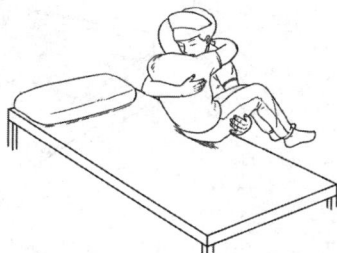

（二）二人搬运法

1. 一名护士一手托住患者颈肩部，另一手托住腰部。

2. 另一名护士一手托住患者臀部，另一手托住患者腘窝处使患者身体稍向护士倾斜。

3. 两名护士同时合力抬起患者，先把患者移向护士近侧，再移步转向平车，将患者轻放于平车上。搬运过程中注意询问患者感受，保证其安全。

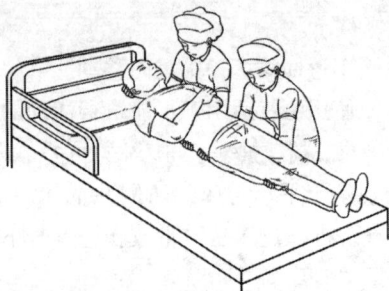

（三）三人搬运法

1. 一名护士一手托住患者头部，另一手托住肩胛部。

2. 另一名护士一手托住患者背部，另一手托住臀部。

3. 第三名护士一手托住患者腘窝，另一手托住小腿部。

4. 由一人发令，三人同时抬起，使患者身体稍向护士倾斜，再把患者移向护士近侧，同时移步转向平车，将患者轻放于平车上，搬运过程中注意询问患者的感受。

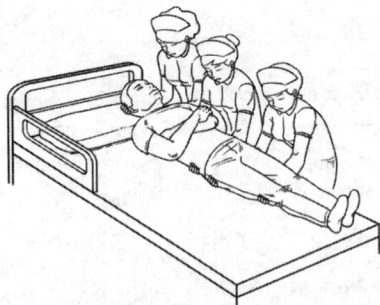

（四）过床易

1. 将过床易放于患者身下。

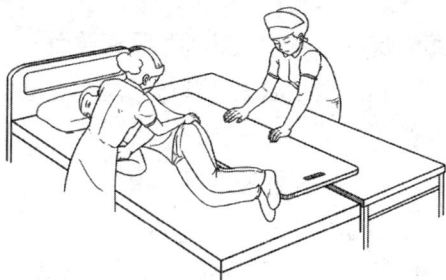

2. 将患者移到平车上。

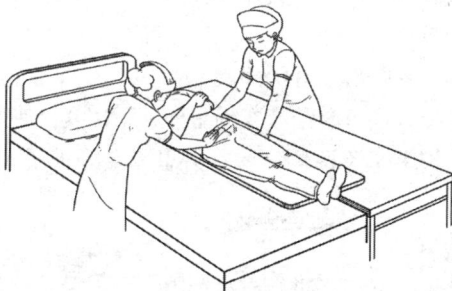

（三）护患配合——评价和指导要点

1. 告知患者操作目的、方法，以取得配合。

2. 告知患者配合移动时的注意事项。

（四）未雨绸缪——操作的注意事项

1. 使用平车前应检查其性能是否良好，完好无损。

2. 推平车时，患者头部置于平车的大轮端，小轮推在前面，护士站于患者头侧，上、下坡时应使患者头部在高处一端，车速适宜。

3. 应拉起护栏保护患者安全，注意保暖，运送患者过程中保证输液和引流通畅。

六、患者约束法

（一）运筹帷幄——评估、计划和观察要点

评估患者的病情、意识状态、肢体活动度、约束部位皮肤色泽、温度及完整性等。

（二）按部就班——操作和实施步骤

1. 衣帽整洁，洗手。

2. 准备用物：酌情备不同类型的约束带、棉垫等。

3. 携用物至患者旁，向患者解释，尽量取得配合。

4. 协助患者仰卧位，依具体情况选择适当的约束法。

5. 肢体约束法

（1）暴露患者腕部或者踝部。

（2）保护带打成双套结套在棉垫外，稍拉紧，使之不松脱。

（3）将保护带系于两侧床缘，为患者盖好被子，整理床单位及用物。

6. 肩部约束法

（1）暴露患者双肩，将患者双侧腋下垫棉垫。

（2）将保护带置于患者双肩下，双侧分别穿过患者腋下，在背部交叉后分别固定于床头。

（3）为患者盖好被子，整理床单位及用物。

7. 全身约束法：多用于患儿的约束。

（1）将大单折成自患儿肩部至踝部的长度，将患儿放于中间。

（2）用靠近护士一侧的大单紧紧包裹同侧患儿的手足至对侧，自患儿腋窝下掖于身下，再将大单的另一侧包裹手臂及身体后，紧掖于靠护士一侧身下。如患儿过分活动，可用绷带系好。

8. 整理床单位。

9. 洗手，做好记录，包括使用约束带的原因、时间、部位，每次观察局部情况，相应的护理措施以及解除约束的时间等。

【操作图解】

（一）肢体约束法

1. 打好双套结。

2. 取约束带海绵处固定于约束部位，松紧以能容一到二指为宜。

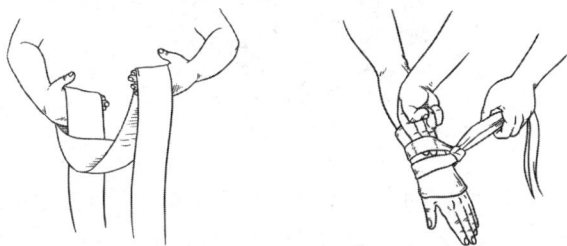

3. 将保护带系于两侧床缘，注意活动范围适中。

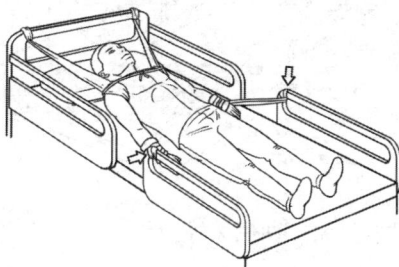

（二）肩部约束法

1. 将约束带海绵处置于患者背部，至两侧肩胛部打结。

2. 将保护带系于床头，注意活动范围适中。

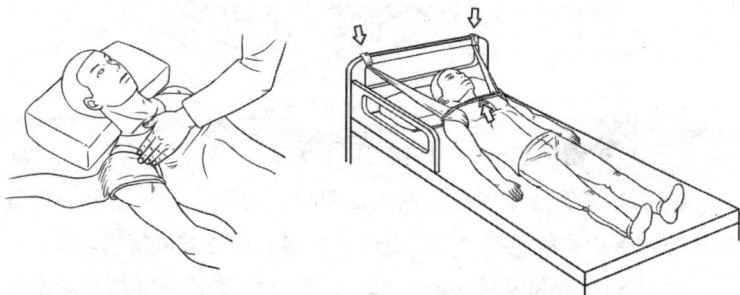

（三）膝部约束法

1. 两膝衬棉垫。

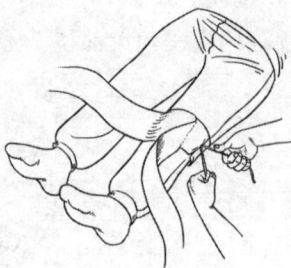

2. 将约束带横放于两膝上，两头带各缚住一侧膝关节。

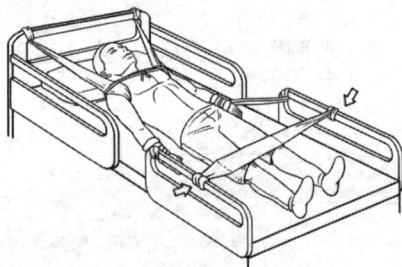

3. 宽带两端分别系于两侧床缘。

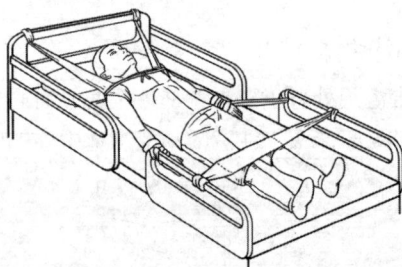

（三）护患配合——评价和指导要点

1. 告知患者及家属实施约束的目的、方法、持续时间，使其理解使用保护具的重要性、安全性，征得其同意方可使用。

2. 告知患者和家属实施约束中，护士将随时观察约束局部皮肤有无损伤、皮肤颜色、温度、约束肢体末梢循环状况，定时松懈。

3. 指导患者和家属在约束期间保证肢体处于功能位，保持适当活动度。

（四）未雨绸缪——操作的注意事项

1. 约束后每 15 分钟观察 1 次约束肢体的末梢循环情况，约 2 小时解开约束带放松 1 次。

2. 约束带只能短期使用，使用时保持肢体处于功能位置，并协助患者翻身、局部皮肤护理及全关节运动。

第四章 皮肤、伤口、造口护理

一、压疮预防

（一）评估与观察要点

1. 了解患者的营养状况、局部皮肤状态、压疮的危险因素。

2. 评估患者压疮易患部位。

3. 告知患者压疮预防及护理的目的，取得其配合。

（二）按部就班——操作和实施步骤

1. 用物准备　治疗盘、皮肤保护膜、薄膜类敷料或水胶体敷料、温水、毛巾、清洁被服，视患者情况可备减压垫（海绵垫、水垫、减压贴）。

2. 及时评估　根据患者情况采用适宜的评估表评估皮肤情况。

3. 减压措施

（1）对活动能力受限的患者，每两小时变换体位一次，保持患者舒适。

（2）长期卧床患者可使用充气气垫床或者采取局部减压措施。

（3）骨突处皮肤使用透明贴或者减压贴保护。

4. 皮肤保护

（1）温水擦洗皮肤，使皮肤洁净无汗液。

（2）保持床单位清洁、干燥、无皱褶。

（3）肛周涂保护膜，防止大便刺激。对大、小便失禁患者及时局部清理，保持清洁、干燥，放置便器时防止拖、推、拉等动作。

（4）高危人群的骨突出处皮肤，可使用半透膜敷料或水胶体敷料保护，皮肤脆薄者慎用。

5. 加强营养 根据患者病情，摄取高热量、高蛋白、高纤维素、高矿物质饮食，必要时少食多餐。

6. 严格交接 对高危人群每班严密观察并严格交接患者皮肤情况。

（三）护患配合——评价和指导要点

1. 教会患者预防压疮的措施，指导患者加强营养，增加皮肤抵抗力和创面愈合能力，保持皮肤干燥清洁。

2. 指导功能障碍患者尽早开始功能锻炼。

（四）未雨绸缪——操作的注意事项

1. 根据患者情况选择适宜的压疮评估表，如 Norton、Braden 等压疮危险因素评估表，及时评估患者的皮肤情况。

2. 密切观察患者局部受压皮肤状态，受压皮肤在解除压力 30 分钟后，压红不消退者，应该缩短翻身时间，禁止按摩压红部分皮肤。

3. 对感觉障碍的患者慎用热水袋或者冰袋，防止烫伤或者冻伤。

4. 正确使用压疮预防器具，不宜使用橡胶类圈状物。

二、压疮护理

（一）评估与观察要点

1. 评估患者病情、意识、活动能力及合作程度。

2. 评估患者营养及皮肤状况，有无大、小便失禁。

3. 辨别压疮分期，观察压疮的部位、大小（长、宽、深）、潜行、窦道、渗出液等。

4. 告知患者压疮预防及护理目的，取得其配合。

（二）按部就班——操作和实施步骤

1. 准备用物 治疗盘、治疗碗、弯盘、镊子、棉球若干、敷料（薄膜类、水胶体、藻酸盐等）、20ml 注射器、无菌生理盐水、尺子。

2. 瘀血红润期 防止局部继续受压，增加翻身次数，局部皮肤用预防压疮专用贴膜保护。

3. 炎症浸润期 水胶体敷料（透明贴、溃疡贴）覆盖；有水疱者，充分引流后用无菌生理盐水清洗，喷洒溃疡粉，外层覆盖敷料；避免局部继续受压，促进上皮组织修复。皮肤脆薄者禁用半透膜敷料或水胶体敷料。

4. 溃疡期 有针对性地选择各种治疗、护理措施，定时换药，清除坏死组织，增加营养摄入，促进创面愈合。

【操作图解】

1. 按摩背部：按摩者斜站于患者一侧，将大毛巾置患者身下，用纱布蘸少许 50% 乙醇涂于按摩处，用手掌的大、小鱼际做环形按摩。从臀部上方开始，沿脊柱两旁向上按摩，至肩部时转向下至腰部止，反复数次。

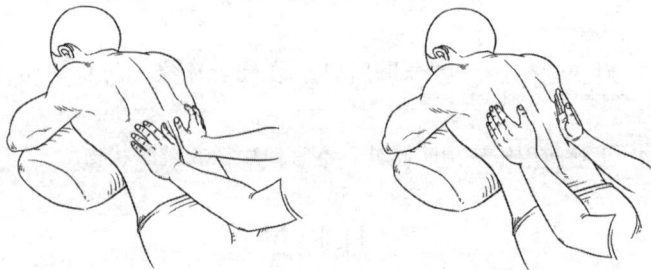

2. 用拇指指腹由骶尾部开始沿脊柱按摩至第 7 颈椎处，反复数次（按摩过程适时给予鼓励）。

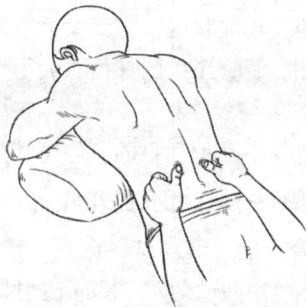

3. 受压处局部按摩：将大毛巾置患者身下，用纱布蘸少许50%乙醇涂于按摩处，用手掌的大、小鱼际部分紧贴皮肤做环形按摩，压力均匀地按向心方向按摩，由轻到重再由重到轻，每次3～5分钟。

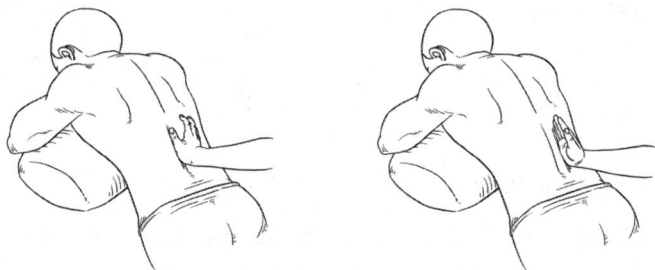

4. 如局部出现压疮的早期症状，可用拇指指腹在压疮周围行环形按摩。

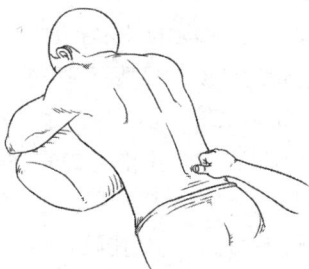

（三）护患配合——评价和指导要点

1. 告知患者及家属发生压疮的相关因素、预防措施和处理方法。

2. 指导患者加强营养，增加创面的愈合能力。

（四）未雨绸缪——操作的注意事项

1. 对出现压疮的患者，应根据压疮分期采取不同的处理措施，Ⅰ期压疮患者禁止局部皮肤按摩，不宜使用橡胶类圈状物。

2. 如压疮出现红、肿、痛等感染征象时，及时与医师沟通进行处理。

3. 对无法判断的压疮和怀疑深层组织损伤的压疮需进一步全

面评估，采取必要的清创措施，根据组织损伤程度选择相应的护理方法。

4. 长期卧床患者可使用充气床垫或采取局部减压措施，定期变换体位，避免压疮加重或出现新的压疮。病情危重者，根据病情变换体位，保证护理安全。

三、安全管理

（一）运筹帷幄——评估、计划和观察要点

1. 患者意识、活动能力、合作程度、疾病状况、用药等。
2. 告知患者安全管理的目的，取得其配合。

（二）按部就班——操作和实施步骤

1. 衣帽整洁，洗手。
2. 准备用物：评估表、警示标识、护理记录单等。
3. 建立护理安全管理制度：包括查对制度、交接班制度等。
4. 建立患者身份识别系统：至少应对手术室、ICU、急诊抢救室、新生儿室及意识不清、无自主能力的重症患者使用腕带作为身份识别方法。
5. 环境及设施维护：提供安全住院环境，采取有效措施，避免烫伤、使用锐器等不安全因素。
6. 压疮评估：根据患者选择适宜的压疮危险因素评分表，如《Norton 评估表》《Braden 评估表》等进行评分，以评估压疮发生的危险程度。
7. 跌倒评估：对住院患者依《意外跌倒危险因素评估表》进行评分，确定高危患者。
8. 导管风险评估：有导管患者依《预防非计划性拔管评估表》进行评分，确定高危患者。
9. 对高危患者进行登记，班班交接。
10. 高危患者给予安全警示标识，采取针对预防措施。
11. 必要时建立护患沟通卡，由家属签字。

12. 建立上报及监测评价系统并认真执行。

（三）护患配合——评价和指导要点

对患者进行安全指导，嘱患者注意自身安全，提高自我防范意识。

（四）未雨绸缪——操作的注意事项

此操作适用于全部住院患者，实施时根据患者情况采取有针对性的评估方法及措施，保证患者安全。

四、伤口护理

（一）运筹帷幄——评估、计划和观察要点

1. 观察患者伤口部位、种类、大小、深度、创面情况，有无渗出液。

2. 向患者解释换药的目的，取得配合。

（二）按部就班——操作和实施步骤

1. 衣帽整洁，洗手，戴口罩。

2. 准备用物：治疗盘、治疗碗、弯盘、镊子两把、0.5% 碘伏棉球数个、无菌敷料、胶带、防水垫，必要时备无菌剪刀、凡士林纱条、外用药、棉签、液体石蜡等。

3. 携用物至患者旁，核对患者姓名，做好解释。

4. 协助患者取舒适体位，暴露伤口，注意保暖，垫防水垫，遮挡患者。

5. 揭去胶带和外层敷料，用镊子取下紧贴伤口的内层敷料，污染敷料内面向上，放置于弯盘内。

6. 开放伤口用 0.5% 碘伏棉球由内向外环形擦拭创面及周围皮肤，再根据伤口情况给予适宜处理：缝合伤口用 0.5% 碘伏棉球消毒切口、缝线、针孔及周围皮肤；感染伤口应由外向内消毒。

7. 根据伤口类型选择合适的伤口敷料，用胶带固定，粘贴方向与患者肢体或躯体长轴垂直。活动部位或范围较大不宜固定时，以绷带、弹力绷带或多头带包扎固定。

8. 协助患者取舒适体位，整理床单位。

9. 处理用物，分类放置。

10. 洗手，处理医嘱，记录。

【操作图解】

1. 备胶布，戴手套，取下外层敷料，再用无菌钳取下内层敷料。

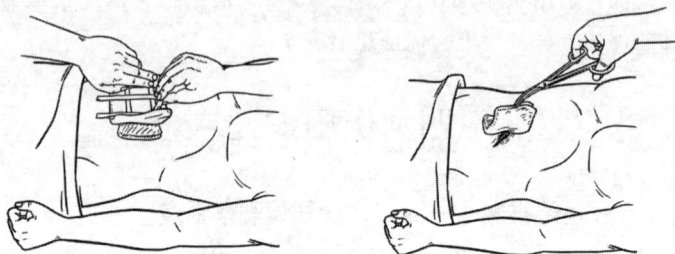

2. 碘伏棉球先消毒伤口，再由清洁伤口中央向外做环形消毒三遍（消毒区域大于伤口范围 5cm，且消毒范围不能超过上一遍），操作过程中注意询问患者感受，并适时给予鼓励。若为污染创面，则消毒顺序相反。

3. 伤口周围碘伏待干后，取大小适中的纱布（6~8 层）覆盖于伤口上，纱布盖住伤口周围 5cm 左右，一旦放置纱布，切勿再移动。胶布固定，必要时用绷带协助固定敷料，脱手套。

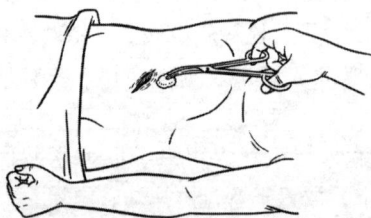

（三）护患配合——评价和指导要点

1. 嘱患者有不适感觉及时通知护士，不要自行揭去敷料。

2. 指导患者沐浴、翻身、咳嗽或活动时保护伤口的方法。

（四）未雨绸缪——操作的注意事项

1. 根据伤口渗出情况确定伤口换药频率，伤口清洗一般选用生理盐水或对人体组织没有毒性的消毒液。换药过程中密切观察伤口及病情，出现异常及时报告医生。

2. 换药顺序依次为清洁伤口、污染伤口、感染伤口，最后换特异性感染伤口。清洁伤口换药应从中间向外消毒，感染伤口应由外向内消毒。有引流管时，先清洁伤口，再清洁引流管。

3. 换药时动作要轻柔，揭除敷料的方向与伤口方向平行，以减轻疼痛，注意保护新鲜的肉芽组织。若内层敷料粘贴在伤口上，应用生理盐水浸湿后再揭除。

4. 特异性感染伤口，必须严格执行隔离制度，专人换药，使用过的敷料必须按医疗废物处理，器械应另行消毒灭菌，避免交叉感染。

五、造口护理

（一）运筹帷幄——评估、计划和观察要点

1. 患者病情、意识、自理能力、合作程度、心理状态、家庭支持程度等。

2. 观察造口部位、大小，造口黏膜血液循环情况，造口周围皮肤情况，向患者解释换药目的及注意事项，取舒适卧位。

（二）按部就班——操作和实施步骤

1. 衣帽整洁，洗手，戴口罩。

2. 准备用物：治疗盘、治疗碗、弯盘、镊子两把、生理盐水棉球、消毒液棉球、剪刀、造口度量尺、造口袋（一件式或两件式）、防水垫，依具体情况备温水、卫生纸、柔软小毛巾等。

3. 携用物至患者旁，核对患者，做好解释。

4. 关闭门窗，注意保暖，遮挡患者。

5. 协助患者取平卧位或半卧位，稍偏向造口侧，暴露造口，铺防水垫。

6. 一件式造口袋：直接将造口袋除去，揭除时注意保护皮肤以免损伤。

7. 两件式造口袋：一手捏住造口袋卡环，一手按压底盘，自上而下小心分离，使造口袋与底盘完全分开。

8. 用卫生纸擦拭干净造口周围的大便。

9. 用生理盐水棉球擦拭造口黏膜。

10. 用消毒液棉球擦拭造口周围皮肤。

11. 切口愈合后可用卫生纸初步清洁后用柔软的毛巾蘸温水清洁造口周围皮肤，待皮肤晾干或用软纸吸干。

12. 一件式造口袋：用造口度量尺测量外径，裁剪造口袋底板（直径超过造口外径约2mm），揭去底板衬纸，袋口朝下对准造口位置自下而上，由内向外轻压底盘1~3分钟，使底盘完全粘贴于造口周围皮肤，夹闭造口袋下端开口。

13. 两件式造口袋：将清洁的造口袋直接固定在底盘上，夹闭造口袋。

14. 整理衣服及床单位，协助患者取舒适卧位。

15. 处理用物，两件式造口袋使用后用清水冲洗干净，晾干备用。

16. 洗手，记录。

【操作图解】

1. 用温水清洁造口及周围皮肤。

2. 沿标记号修剪造口袋底盘。

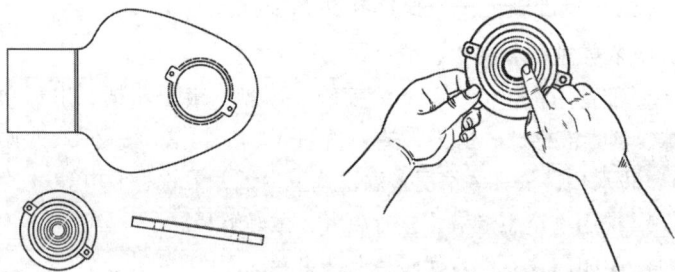

3. 造口袋底盘与造口黏膜之间保持适当的空隙（1~2mm），避免缝隙过大而使粪便刺激皮肤引起皮炎或缝隙过小而使底盘边缘与黏膜摩擦导致不适或出血。

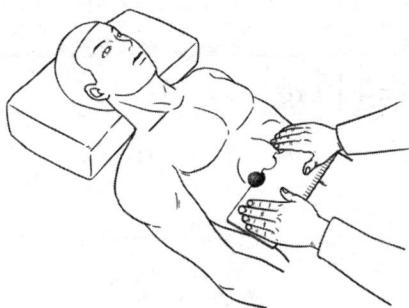

（三）护患配合——评价和指导要点

1. 引导患者参与造口的自我管理，告知患者及家属更换造口袋的详细操作和实施步骤，小肠造口者选择空腹时更换。

2. 告知患者和家属造口及其周围皮肤并发症的预防和处理方法。

3. 指导患者合理膳食，训练排便。

（四）未雨绸缪——操作的注意事项

1. 使用造口辅助用品前阅读产品说明书或咨询造口治疗师。

2. 移除造口袋时注意保护皮肤，粘贴造口袋前保证造口周围皮肤清洁、干燥。

3. 保持造口袋底盘与造口之间的空隙在合适范围内。

4. 避免做增加腹压的运动，以免形成造口旁疝。

5. 定期扩张造口，防止狭窄。

一、氧气吸入

（一）运筹帷幄——评估、计划和观察要点

1. 评估患者的病情、意识、呼吸状况、合作程度及缺氧程度。

2. 评估鼻腔状况：有无鼻息肉、鼻中隔偏曲或分泌物阻塞等。

3. 动态评估氧疗效果。

（二）按部就班——操作和实施步骤

1. 衣帽整洁，洗手，戴口罩。

2. 准备用物：治疗盘、治疗碗（内盛少量冷开水/蒸馏水）、吸氧管、湿化瓶（内盛1/3～1/2新制备的冷开水/蒸馏水，并注明日期）、棉签、吸氧卡、胶带、污杯、氧气表。

3. 携用物至床旁，核对患者。

4. 协助取舒适体位，清洁鼻孔。

5. 安装流量表，打开吸氧管外包装，连接氧气管与流量表，将氧气管鼻塞置于治疗碗清水中，打开流量表试通，关闭流量表，用棉签擦干鼻塞。

6. 打开流量表，根据病情调节氧流量。低流量1～2L/min，中流量3～4L/min，高流量5～6L/min。

7. 将氧气管鼻塞轻轻插入患者鼻孔，妥善固定。

8. 协助患者取舒适卧位，记录吸氧开始时间。

9. 整理用物，洗手，处理医嘱，执行者签字。

10. 停止吸氧时，取下鼻塞，关闭流量表开关，清洁面部，协助患者取舒适卧位，记录停氧时间。

11. 处理用物，分类放置。

12. 洗手，处理医嘱，执行者签字。

【操作图解】

1. 用湿棉签清洁双侧鼻腔。

2. 检查、安装氧气装置。

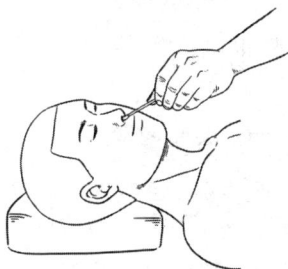

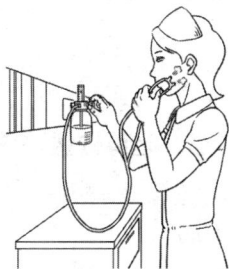

3. 将鼻导管轻轻插入患者双侧鼻腔内。

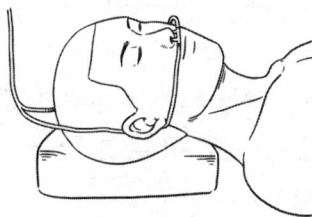

（三）护患配合——评价和指导要点

1. 向患者解释用氧目的，以取得合作。吸氧过程中如有不适，应及时告知医护人员。

2. 告知患者或家属勿擅自调节氧流量，注意用氧安全。

3. 根据用氧方式，指导有效呼吸。

4. 告知患者进食、进水时暂停吸氧，防止误吸或咽入气体过多引起腹胀。

（四）未雨绸缪——操作的注意事项

1. 保持呼吸道通畅，注意气道湿化。

2. 保持吸氧管路通畅，无打折、分泌物堵塞或扭曲。

3. 面罩吸氧时，检查面部、耳廓皮肤受压情况。

4. 吸氧时先调节好氧流量再与患者连接，停氧时先取下鼻导管或面罩，再关闭氧流量表。

5. 注意用氧安全，尤其是使用氧气筒给氧时注意防火、防油、防热、防震。

6. 新生儿吸氧应严格控制用氧浓度和用氧时间。

二、经鼻/口腔吸痰法

（一）运筹帷幄——评估、计划和观察要点

1. 了解患者病情、意识状态、呼吸情况、呼吸道分泌物排出的能力。

2. 观察有无痰喘、憋气，听诊肺部有无痰鸣音。

3. 观察痰液的性质、量及黏稠度。

4. 了解患者心理状态及合作程度，向患者介绍吸痰的目的及注意事项。

5. 观察患者口鼻黏膜情况，有无活动的义齿。

（二）按部就班——操作和实施步骤

1. 衣帽整洁，洗手，戴口罩。

2. 准备用物：治疗盘、冲洗罐两个、吸痰管、无菌手套、生理盐水，必要时备压舌板、电动吸引器或中心吸引器（另备贮液瓶装置），昏迷患者另备开口器和舌钳。

3. 携用物至床旁，向患者解释，检查吸引器的性能并连接，如为中心吸引设施则连接负压吸引装置。

4. 戴无菌手套，连接吸痰管，在无菌冲洗罐内试吸，检查吸痰管是否通畅，并湿润吸痰管，调节负压吸引压力至 0.02 ～ 0.04MPa。吸痰管经口或鼻进入气道，开放负压，边旋转边向上提拉，将分泌物吸净。

5. 吸痰后，将吸痰管插入另一冲洗罐内抽吸冲管，关闭吸引器，分离吸痰管，无菌护帽保护负压接头。

6. 脱去手套，反折包住吸痰管置于医疗垃圾袋中。

7. 清洁患者口鼻分泌物，整理床单位，协助患者取舒适卧位。

8. 处理用物，洗手，记录吸痰效果。

【操作图解】

1. 戴手套，将连接管与玻璃接头及吸痰管紧密连接，检查是否通畅。

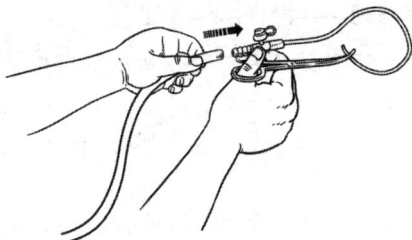

2. 右手持吸引管，左手打开吸引器的开关。
3 湿润吸痰管的前端。

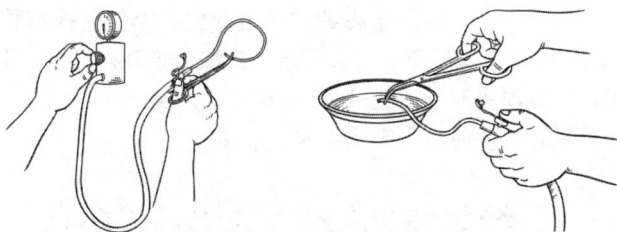

4. 取下吸氧管，左手反折吸痰管末端，右手持吸痰管的前端（适时给予鼓励），将吸痰管轻轻插入咽喉部，吸净鼻咽部的痰液。

8. 反折吸痰管末端，从鼻腔（或口腔）轻轻插至咽喉部（成人约 10～15cm），嘱患者深呼吸，待吸气时将吸痰管送至气管内（22～26cm）。松开吸痰管末端，从深部左右旋转、缓慢上提吸引，每次吸痰时间 <15 秒。

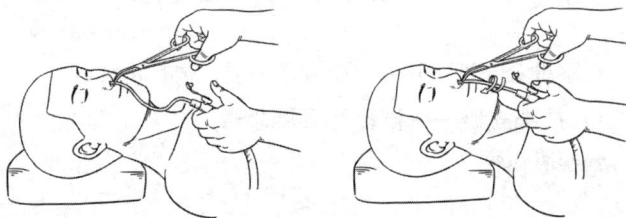

（三）护患配合——评价和指导要点

1. 告知患者操作过程中会刺激患者咽喉部引起不适，清醒患者放松，积极配合。

2. 吸痰过程中鼓励并指导患者深呼吸，进行有效咳嗽和咳痰。

（四）未雨绸缪——操作的注意事项

1. 严格执行无菌技术操作，每次吸痰后应更换吸痰管，应先吸气管内再吸口鼻处。

2. 选择型号适宜的吸痰管，患儿吸痰时，吸痰管宜细，吸力要小。

3. 插入吸痰管时不可有负压，以免引起呼吸道黏膜损伤。

4. 吸痰手法应自深部左右旋转、向上提出，吸痰动作要轻柔，防止刺激会厌引起窒息或反射性心律失常。

5. 每次吸痰时间不大于 15 秒，停 2 ~ 3 分钟后再重复吸。

6. 吸痰过程中，应观察患者的病情变化。吸痰前视病情加大吸氧浓度，防止患者缺氧；吸痰后给予高浓度吸氧，预防肺不张。

7. 贮痰瓶内痰液不得超过 2/3，应及时倾倒。

8. 痰稠者吸痰前给予雾化吸入、拍背。

三、经气管插管/气管切开吸痰法

（一）运筹帷幄——评估、计划和观察要点

1. 观察患者咳嗽时是否有痰，向患者介绍吸痰的目的及注意事项。

2. 观察患者血氧饱和度是否降低，有无呼吸困难，听诊肺部有无痰鸣音。

3. 使用呼吸机的患者评估呼吸机参数设置，气道压力是否升高。

4. 观察患者气管切开处皮肤有无破损，敷料是否清洁。

（二）按部就班——操作和实施步骤

1. 常规吸痰管

（1）衣帽整洁，洗手，戴口罩。

（2）准备用物：治疗盘、冲洗罐两个、生理盐水、无菌手套、一次性吸痰管数根、电动吸引器，如为中心吸引设施另备贮液瓶装置。

（3）携用物至床旁，检查吸引器性能并正确连接，调节负压。

（4）如为中心吸引设施则连接负压吸引装置。

（5）协助患者取平卧位或半卧位，头偏向操作者略后仰。

（6）听诊患者双肺呼吸音、观察血氧饱和度情况，给予纯氧吸入。

（7）打开吸引器，戴无菌手套，连接吸痰管。

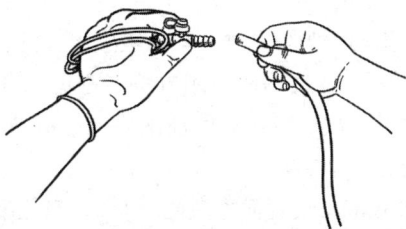

（8）在无菌冲洗罐内试吸，检查吸痰管是否通畅。

（9）反折吸痰管末端阻断负压，持吸痰管缓慢插入适宜深度，开放负压。

（10）边旋转边吸引边向上提吸痰管，吸净痰液。

（11）吸痰后在另一冲洗罐内吸引，以便冲净吸痰管内的痰液。

（12）关闭吸引器，分离吸痰管，无菌护帽保护负压接头。

（13）脱去手套反折包住吸痰管，置入医疗垃圾袋中。

2. 密闭式吸痰管

（1）吸痰管三通接头分别与气管切开套管、呼吸机或吸氧管、吸引器连接。

（2）输液器两端分别与生理盐水、冲洗液口相连。

（3）打开吸引器，拇指放松负压阀，另一手持吸痰管沿气管套管缓慢插入至所需深度。

（4）按压负压阀，边吸引边退管至黑色指示线以上。

（5）吸痰后按压负压阀，开放生理盐水冲洗吸痰管。

（6）冲洗完毕后关生理盐水，放松负压阀，关吸引器。

（7）待患者血氧饱和度升至正常，将氧流量调回原水平。

（8）清洁患者气管切开处分泌物，必要时给予换药。

（9）整理床单位，协助患者取舒适体位。

（10）处理用物，洗手，做好记录。

（三）护患配合——评价和指导要点

教会患者做深呼吸及有效咳嗽，以助于排痰。

（四）未雨绸缪——操作的注意事项

1. 严格执行无菌操作，及时吸痰，每次吸痰时均需要更换吸痰管，应先吸气管内再吸口鼻处，最后吸囊上分泌物。

2. 严格掌握两个冲洗罐的使用方法，避免二者混用，无菌冲洗罐每4小时更换一次；吸痰后的冲洗罐保持清洁状态，每24小时更换一次，防止感染。

3. 吸痰管外径应≤气管插管内径的1/2，患儿吸痰时，吸痰管宜细，吸力要小。

4. 插入吸痰管时不可有负压，以免引起呼吸道黏膜损伤。

5. 吸痰压力成人维持在0.02～0.04MPa。

6. 每次吸痰时间<15秒，最多不超过3次，停2～3分钟后再重复吸。

7. 吸引过程中密切注意患者的呼吸和血氧饱和度，如患者憋气、剧烈咳嗽时，应立即拔除吸痰管，以防止窒息。

8. 贮液瓶内痰液不得超过2/3，应及时倾倒。

四、气管切开伤口换药

（一）运筹帷幄——评估、计划和观察要点

1. 评估患者的病情、意识及合作程度。

2. 评估操作环境、用物准备情况。

3. 评估气管切开伤口情况，套管有无脱出迹象，敷料污染情况，颈部皮肤情况。

（二）按部就班——操作和实施步骤

1. 衣帽整洁，洗手，戴口罩。

2. 准备用物：治疗盘、治疗碗、弯盘、生理盐水棉球、乙醇棉球、纱布、镊子、气管切开垫。

3. 携用物至床旁，协助患者取合适体位，暴露颈部。

4. 用镊子撤去覆盖在气管切开套管口的湿纱布及气管切开垫。

5. 用乙醇棉球消毒气管切口处及周围皮肤，由内至外，直径不小于5cm。

6. 用生理盐水棉球清洁套管上端的痰液。

7. 夹取气管切开垫放在套管下面，开口处重叠，应平整、舒适。

8. 视套管系带污染程度予以更换，并检查其松紧度，以能伸进一指为宜，并系死结。

9. 套管口处覆盖1~2层无菌生理盐水纱布。

10. 整理床单位，协助患者取舒适体位。

11. 处理用物，洗手，做好记录。

（三）护患配合——评价和指导要点

1. 告知患者气管切开伤口换药的目的及配合要点，取得配合。

2. 指导患者及家属气管切开伤口的护理方法和注意事项，预防并发症。

（四）未雨绸缪——操作的注意事项

1. 根据患者气管切开伤口情况选择敷料。

2. 每天换药至少一次，保持伤口敷料及固定带清洁、干燥。

3. 换药前充分吸痰，观察气道是否通畅，防止换药时痰液外溢污染。

4. 操作前检查气管切开套管位置，固定带松紧度。

5. 操作中防止牵拉，使导管脱出。

五、气管切开套管内套管更换及清洗

（一）运筹帷幄——评估、计划和观察要点

1. 评估患者的病情、意识、呼吸型态、痰液、血氧饱和度和合作程度。

2. 评估患者的气管切开伤口，气管套管的种类、型号。

（二）按部就班——操作和实施步骤

1. 衣帽整洁，洗手，戴口罩。

2. 准备用物：治疗盘、治疗碗、弯盘、镊子两把、同型号的内套管、血管钳、纱布。

3. 携用物至床旁，协助患者取合适体位，头略后仰。

4. 撤下覆盖在患者气管套口处的纱布，一手持血管钳固定外套管，另一手持无菌镊子取出内套管，放入治疗碗内。

5. 用另外一把无菌镊子夹住已消毒的内套管，沿外套管的弯曲度缓慢插入并固定。

6. 用 1～2 层无菌生理盐水纱布覆盖气管切开套管口处，轻放入系带内。

7. 整理床单位，协助患者取舒适体位。

8. 处理用物，洗手，做好记录。

9. 换下的内套管清洗干净后，煮沸消毒 20 分钟，晾干备用。

（三）护患配合——评价和指导要点

告知患者操作目的及配合要点。

（四）未雨绸缪——操作的注意事项

操作中保持呼吸道通畅，取出和放回套管时动作要轻柔。

第六章 引流护理

一、胃肠减压护理

（一）运筹帷幄——评估、计划和观察要点

1. 评估患者的病情、意识状态及合作程度。

2. 评估口腔黏膜、鼻腔及插管周围皮肤情况，了解有无食管静脉曲张。

3. 评估胃管的位置、固定情况及负压吸引装置工作情况。

4. 观察引流液的颜色、性质和量。

5. 评估腹部体征及胃肠功能恢复情况。

（二）按部就班——操作和实施步骤

1. 衣帽整洁，洗手，戴口罩。

2. 准备用物：治疗盘、治疗碗、弯盘、血管钳、镊子、纱布、灌注器、一次性胃管，另备液体石蜡、棉签、胶布、负压吸引器及托架。

3. 携用物至床旁，核对患者，做好解释。

4. 检查一次性胃肠减压器的效能。

5. 协助患者取半卧位或平卧位。

6. 插胃管（方法及步骤详见肠内营养）。

7. 将胃管与胃肠减压器连接，保持负压，观察引流是否通畅。用安全别针将胃肠减压管固定于床单上。

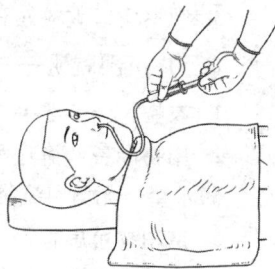

8. 观察吸引出胃液的颜色、性质及量，记录24小时引流量。

9. 整理床单位，协助患者取舒适体位。

10. 处理用物，分类放置。

11. 洗手，记录胃液量。

（三）护患配合——评价和指导要点

1. 告知患者胃肠减压的目的和配合方法。

2. 告知患者及家属防止胃管脱出的措施。

（四）未雨绸缪——操作的注意事项

1. 给昏迷患者插胃管时，应先撤去枕头，头向后仰，当胃管插入15cm时，将患者头部托起，使下颌靠近胸骨柄以增大咽喉部通道的弧度，便于胃管顺利通过会厌部。

2. 插管时患者出现恶心，应休息片刻，嘱患者深呼吸再插入；出现呛咳、呼吸困难、发绀等情况，立即拔出，休息后重新插入。

3. 食管和胃部手术后，冲洗胃管有阻力时不可强行冲洗，应通知医生，采取相应措施。

4. 长期胃肠减压者，每个月更换胃管1次，从另一侧鼻孔插入。

二、腹腔引流护理

（一）运筹帷幄——评估、计划和观察要点

1. 了解患者病情及腹部体征。

2. 观察引流是否通畅，引流液的颜色、性质和量。

3. 观察伤口敷料处有无渗出液。

（二）按部就班——操作和实施步骤

1. 衣帽整洁，洗手，戴口罩。

2. 用物准备：治疗盘、安尔碘、无菌棉签、无菌纱布、血管钳、防水垫、无菌引流袋、胶带、安全别针。

3. 携用物至患者旁，核对患者姓名，做好解释。

4. 协助患者取半卧位或平卧位，充分暴露引流管，将防水垫置于引流管下。

5. 血管钳夹闭引流管近端，在无菌纱布保护下分离引流管与引流袋，用安尔碘棉签沿引流管口切面由内向外环形消毒两遍，在无菌纱布的保护下，再将引流管与新的引流袋相连，打开血管钳。

6. 将引流管用胶布"S"形固定于皮肤上，防止滑脱，标识清楚，连接管用安全别针固定于床单上。

7. 观察引流液的颜色、性质及量。

8. 整理床单位，协助患者取舒适体位。

9. 处理用物，分类放置。

10. 洗手，记录引流液量。

（三）护患配合——评价和指导要点

1. 告知患者更换体位或下床活动时保护引流管的措施。

2. 告知患者若出现不适，及时通知医护人员。

（四）未雨绸缪——操作的注意事项

1. 拔管后注意观察伤口渗出情况，渗出液较多应及时通知医生处理。

2. 观察有无感染、出血、慢性窦道等并发症。

三、"T"管引流护理

（一）运筹帷幄——评估、计划和观察要点

1. 评估患者的病情、生命体征及腹部体征，如有无发热、腹痛、黄疸等。

2. 观察患者的皮肤、巩膜黄染消退情况及大便颜色；"T"管周围皮肤有无胆汁侵蚀。

3. 观察引流液的颜色、性质和量。

（二）按部就班——操作和实施步骤

1. 衣帽整洁，洗手，戴口罩。

2. 用物准备：无菌治疗盘、治疗碗、弯盘、镊子、消毒液棉球、纱布、引流袋、血管钳、防水垫、安全别针。

3. 携用物至患者旁，核对患者，做好解释，遮挡患者。

4. 充分暴露 T 型管，将防水垫置于 T 型管下。

5. 用血管钳夹闭 T 型管，在无菌纱布保护下分离 T 型管与引流袋。

6. 用消毒棉球沿 T 型管口切面向外螺旋消毒两次。

7. 在无菌纱布的保护下，将引流袋与 T 型管连接。

8. 打开血管钳，开放 T 型管，引流管用胶布"S"形固定，引流袋妥善固定于床旁。

9. 拔管前遵医嘱将 T 型管用无菌纱布包裹，关闭 1～2 天，闭管期间注意观察患者。

10. 拔管后引流口处用无菌纱布覆盖、固定。

11. 整理床单位，协助患者取半卧位。

12. 处理用物，分类放置。

13. 洗手，记录引流量。

（三）护患配合——评价和指导要点

1. 告知患者更换体位或下床活动时保护 T 型管的措施。

2. 告知患者出现不适，及时通知医护人员。

3. 如患者需带 T 型管回家，指导其管路护理及自我监测方法。

4. 指导患者进清淡饮食。

（四）未雨绸缪——操作的注意事项

1. 观察生命体征及腹部体征的变化，及早发现胆瘘、胆汁性腹膜炎等并发症。

2. T 型管引流时间一般为 12～14 天，拔管之前遵医嘱夹闭 T 型管 1～2 天，夹管期间及拔管后均应观察患者有无发热、腹痛、黄疸等情况。

四、伤口负压引流护理

（一）运筹帷幄——评估、计划和观察要点

1. 评估患者的病情变化和生命体征。

2. 观察引流是否通畅及引流液的颜色、性质、量。

3. 观察伤口敷料有无渗出液。

（二）按部就班——操作和实施步骤

1. 衣帽整洁，洗手，戴口罩。

2. 用物准备：治疗盘、安尔碘、无菌棉签、无菌纱布、血管钳、防水垫、无菌引流袋、胶带、安全别针。

3. 更换负压引流方法同腹腔引流袋。

4. 负压引流装置应妥善固定，防止脱出。

5. 遵医嘱调节压力，维持有效负压。

6. 保持引流通畅、避免打折、扭曲、受压。

7. 准确记录24小时引流量。

8. 整理床单位，协助患者取舒适体位。

9. 处理用物，分类放置。

10. 洗手，记录引流量。

（三）护患配合——评价和指导要点

1. 告知患者负压引流的目的。

2. 告知患者更换体位时防止引流管意外脱出或打折、受压的措施。

（四）未雨绸缪——操作的注意事项

拔管后注意观察局部伤口敷料，若发现渗出，及时通知医生处置。

五、胸腔闭式引流护理

（一）运筹帷幄——评估、计划和观察要点

1. 评估患者的生命体征及病情变化。

2. 观察引流液颜色、性质及量。

3. 观察长管内水柱波动，正常为 4 ~ 6cm，咳嗽时有无气泡溢出。

4. 观察伤口敷料有无渗出液、有无皮下气肿。

（二）按部就班——操作和实施步骤

1. 衣帽整洁，洗手，戴口罩。

2. 准备用物：无菌治疗盘、治疗碗、弯盘、镊子、纱布、消毒液棉球、大弯血管钳两把、无菌密闭水封瓶内置 300ml 生理盐水、水封瓶架。

3. 携用物至床旁，核对患者，协助患者取半卧位，鼓励患者咳嗽并挤压胸腔引流管。

4. 用两把大弯血管钳夹闭胸腔引流管，距离伤口至少 10cm。

5. 在无菌纱布的保护下将胸腔引流管与连接管分离，用消毒棉球沿胸腔引流管切面向外螺旋消毒两次。

6. 在无菌纱布的保护下，将胸腔引流管与更换的水封瓶长管连接。

7. 松开两把大弯血管钳，挤压胸腔引流管，同时嘱患者深吸气后咳嗽，观察水柱波动情况。将引流瓶放于安全处，保持引流瓶低于胸部水平 60~100cm。水封瓶长管没入无菌生理盐水中 2~3cm，并保持直立。

8. 整理床单位，协助患者半卧位。

9. 处理用物，分类放置。

10. 洗手，记录引流液的量、颜色及性质。

（三）护患配合——评价和指导要点

1. 告知患者胸腔引流的目的及配合方法。

2. 鼓励患者咳嗽，深呼吸及变换体位，并告知正确咳嗽、深呼吸、变换体位的方法。

（四）未雨绸缪——操作的注意事项

1. 出血量多于 100ml/h，呈鲜红色，有血凝块，同时伴有脉搏增快，提示有活动性出血的可能，及时通知医生。

2. 水封瓶打破或接头滑脱时，要立即夹闭或反折近胸端胸引管。

3. 若引流管自胸壁伤口脱落，应立即用手顺皮肤纹理方向捏紧引流口周围皮肤（注意不要直接接触伤口），立即通知医生。

4. 患者下床活动时，引流瓶的位置应低于膝盖且保持平稳，保证长管没入液面下，外出检查前须将引流管夹闭，漏气明显的患者不可夹闭胸引管。

5. 拔管后注意观察患者有无胸闷、憋气、皮下气肿、伤口渗液及出血等症状，有异常及时通知医生。

六、脑室穿刺引流护理

（一）运筹帷幄——评估、计划和观察要点

1. 评估患者意识、瞳孔、生命体征及头痛、呕吐等情况。

2. 观察引流管内液面有无波动，引流液的颜色、性状及量。

3. 观察伤口敷料有无渗出。

（二）按部就班——操作和实施步骤

1. 衣帽整洁，洗手，戴口罩。

2. 用物准备：常规皮肤消毒用物一套、颅骨钻、脑室穿刺包、脑室引流装置、5ml注射器、无菌手套、2%利多卡因，另备急救物品。

3. 患者准备：常规剃头，并用2%碘伏消毒头皮。

4. 携用物至床旁，核对患者姓名，做好解释，协助患者取仰卧位。

5. 协助医师定位，以穿刺点为圆心常规消毒皮肤，2%利多卡因进行局部浸湿麻醉。

6. 协助医师开颅，穿刺并放置引流管，注意无菌操作。

7. 将引流管与脑室外引流管连接。

8. 脑室引流瓶（袋）入口处应高于外耳道10~15cm，妥善固定引流系统。

9. 密切观察并记录脑脊液的颜色、性质及量，引流管波动情况，保持引流通畅。

10. 整理床单位，协助患者取平卧位。

11. 处理用物，分类放置。

12. 洗手，处理医嘱，记录。

（三）护患配合——评价和指导要点

1. 嘱患者在活动时应防止引流管受压、扭曲，保持引流通畅，并告知患者不能随意移动引流瓶装置。

2. 嘱患者切勿自行坐起或站起，以免造成液体回流引起颅内感染。

3. 拔管前应夹闭引流管，告知患者若出现头痛、呕吐等症状应及时告知护理人员。

（四）未雨绸缪——操作的注意事项

1. 管路标识清楚，翻身时避免引流管牵拉、滑脱、扭曲、受压，搬运患者时将引流管夹闭，妥善固定。

2. 切忌将引流瓶提起，以防体液倒流入脑内。

3. 引流期间保持患者平卧位，如需摇高床头须遵医嘱相应调整引流管高度。

4. 保持引流管周围敷料清洁、干燥，有渗液时及时更换，防止逆行感染。

5. 密切观察并记录脑脊液的颜色、性状及量，若颜色加深、呈血性或浑浊，说明有出血或感染，应及时告知医师。

6. 引流期间应保持脑室压力在 0.98 ~ 1.47kPa（100 ~ 150mmH$_2$O），引流早期（1~2 小时）要特别注意引流速度，防止引流过多、过快，总量每日 400 ~ 500ml，引流过快会导致低颅压性头痛、呕吐。

7. 意识不清、躁动不安的患者应给予约束以防拔管。

8. 拔管前遵医嘱夹闭引流管 24 ~ 48 小时，若患者无头痛、呕吐等颅内压高压症状，即可拔管。

第七章 身体评估

一、体温测量

（一）运筹帷幄——评估、计划和观察要点

1. 评估患者病情、意识及合作程度。

2. 评估测量部位和皮肤状况。

3. 观察患者发热状况，判断热型。

4. 了解患者是否存在影响测量结果的因素，如进食、剧烈运动、服药等。

（二）按部就班——操作和实施步骤

1. 衣帽整洁，洗手。

2. 准备用物：治疗盘、体温计、秒表、记录本。

3. 携用物至床旁，核对并向患者解释，协助患者取舒适卧位。

4. 腋下测温：解开纽扣，擦拭汗液，将体温计水银端放于腋窝深处，屈肘过胸夹紧，10 分钟后取出，读数并记录。

5. 口腔测温：将口表水银端斜放于患者舌下，让患者闭唇含住口表，切勿用牙咬，用鼻呼吸，3 分钟后取出，用消毒纱布擦拭，读数并记录。

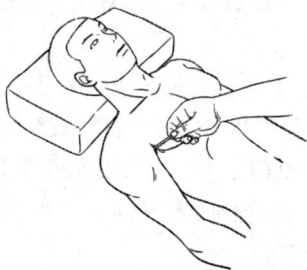

6. 直肠测温：协助患者取舒适卧位，暴露臀部，润滑肛表水银端，轻轻插入肛门 3~4cm，测量 3 分钟后取出，用消毒纱布擦拭，读数并记录。

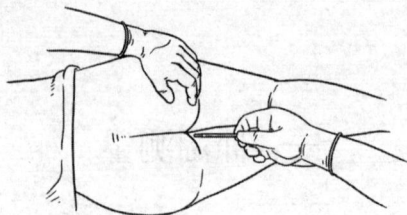

7. 整理床单位，协助患者穿好衣裤，取舒适卧位。

8. 处理用物，按体温表规范消毒，甩至 35℃ 以下。

9. 洗手，记录，绘制体温单。

（三）护患配合——评价和指导要点

1. 告知患者测量体温的必要性和配合方法。

2. 告知患者测量体温前 30 分钟应避免进食冷热饮、冷热敷、洗澡、运动、灌肠。

3. 指导患者处理体温表意外损坏后，防止汞中毒的方法。

4. 指导患者切忌把体温计放在热水中清洗或放在沸水中煮，以免引起爆破。

（四）未雨绸缪——操作的注意事项

1. 婴幼儿、意识不清或不合作患者测温时，护士不宜离开。

2. 婴幼儿、精神异常、昏迷、不合作、口鼻手术或呼吸困难患者，禁忌测量口温。

3. 进食，吸烟，面颊部做冷、热敷患者应推迟 30 分钟后测口腔温度。

4. 腋下有创伤、手术、炎症、出汗较多或极度消瘦的患者，不宜腋下测温，沐浴后需待 20 分钟后再测腋下温度。

5. 腹泻、直肠或肛门手术、心肌梗死患者不宜用直肠测量法。

6. 体温和病情不相符合时重复测温，必要时可同时采取两种不同的测量方式作为对照。

二、脉搏、呼吸测量

（一）运筹帷幄——评估、计划和观察要点

1. 评估患者的病情、意识及合作程度。

2. 了解患者用药情况。

3. 了解患者是否存在影响测量结果的因素。

（二）按部就班——操作和实施步骤

1. 衣帽整洁，洗手。

2. 准备用物：秒表、记录单，必要时备听诊器。

3. 携用物至床旁，核对患者，做好解释，协助患者取舒适体位。

4. 用示指、中指和无名指按于桡动脉上，压力大小以能清楚触及动脉为宜，计数 30 秒。

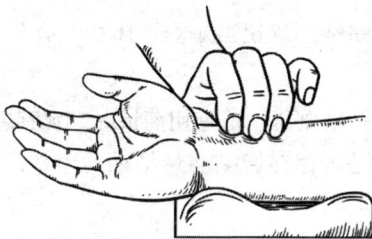

5. 异常脉搏、危重患者需测 1 分钟，脉搏细弱难以测量时采用听诊器在心尖部测量心率。

6. 脉搏短绌者应由两名护士同时测量心率、脉搏。

7. 保证测量脉搏姿势不动，观察患者胸部、腹部起伏，计数呼吸频次 30 秒。

8. 异常呼吸或婴幼儿需测 1 分钟，患者呼吸不易被观察时将少许棉絮置于患者鼻孔前，计数 1 分钟棉絮被吹动的次数。

9. 整理床单位，协助患者取舒适卧位。

10. 处理用物，分类放置。

11. 洗手，记录。

（三）护患配合——评价和指导要点

1. 告知患者测量前如有剧烈活动或情绪激动，应先休息 15 ~ 20 分钟后再测量。

2. 告知患者情绪要平稳、安静，保持自然呼吸状态。

（四）未雨绸缪——操作的注意事项

1. 偏瘫患者宜选择健侧肢体测量脉搏。

2. 除桡动脉外，可测颞动脉、肱动脉、颈动脉、股动脉、腘动脉、足背动脉等。

3. 测量呼吸时宜取仰卧位。

4. 不可用拇指诊脉。

三、无创血压测量

（一）运筹帷幄——评估、计划和观察要点

1. 评估患者病情、意识、年龄、体位及合作程度，告知其目的并取得配合。

2. 评估患者基础血压、治疗用药情况，观察患者血压变化。

3. 了解患者是否存在影响测量结果的因素，如情绪激动、剧烈运动等。

（二）按部就班——操作和实施步骤

1. 衣帽整洁，洗手。

2. 准备用物：血压计（台式）、听诊器、记录单。

3. 携用物至床旁，核对患者，做好解释。

4. 协助患者取坐位或仰卧位。

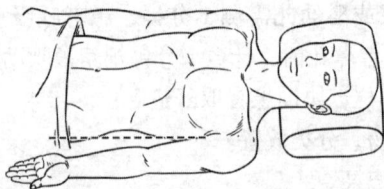

5. 协助患者露出手臂并伸直，使用台式血压计测量时，使水银柱"0"点与肱动脉、心脏处于同一水平。

6. 袖带缠于上臂，下缘距肘窝 2 ~ 3cm，松紧以能放进一指为宜。

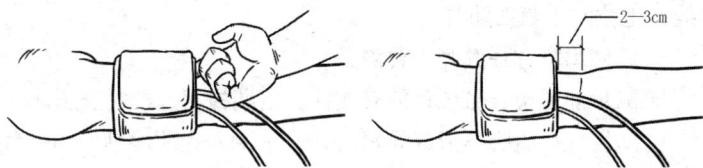

7. 听诊器胸件放在肱动脉搏动最强处固定，充气至动脉搏动音消失，再加压使压力升高 20 – 30mmHg，缓慢放气，听到第一声搏动时为收缩压数值，直到声音突然减弱或消失为舒张压数值。

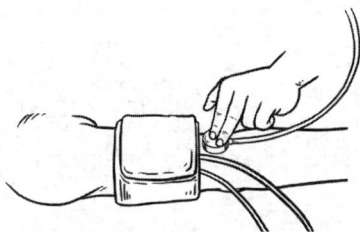

8. 解开袖带，驱尽袖带内空气，关闭血压计。

9. 如有异常及时告诉医生，做相应处理，必要时复测。

10. 整理床单位，协助患者取舒适卧位。

11. 处理用物，分类放置。

12. 洗手，记录。

（三）护患配合——评价和指导要点

1. 告知患者无创血压测量的目的、意义、注意事项及配合方法。

2. 指导患者居家自我监测血压的方法，告知患者药物的作用和副作用。

3. 向患者讲解影响血压的因素及良好的生活习惯对保持血压稳定的意义。

（四）未雨绸缪——操作的注意事项

1. 血压监测应在患者平静时进行，遵循四定的原则：定时间、定体位、定部位、定血压计。

2. 测量肢体的肱动脉与心脏处于同一水平位置，卧位时平腋中线，坐位时平第四肋骨。

3. 偏瘫患者选择健侧上臂测量。

4. 测量前需检查血压计的有效性，定期检测、校对血压计。

5. 如发现血压听不清或异常时，应重测，先驱净袖带内空气，使汞柱降至"0"，稍休息片刻再行测量，必要时做对照复查。

6. 排除影响血压的外界因素：袖带过宽、过窄，袖带缠绕过松、过紧，肢体位置过高、过低，血压计水银不足等对血压的影响。

第八章 常用监测技术

一、心电监测

（一）运筹帷幄——评估、计划和观察要点

1. 评估患者病情、意识状态、合作程度及胸部皮肤情况。

2. 观察并记录心率和心律变化。

3. 观察心电图波形变化，及时处理异常情况。

（二）按部就班——操作和实施步骤

1. 衣帽整洁，洗手，戴口罩。

2. 准备用物：床旁监护仪、一次性电极片。

3. 携用物至床旁，核对姓名、床号，向患者做好解释，协助患者取舒适卧位。

4. 连接外接电源线及导联线。

5. 清洁患者胸部贴电极处的皮肤，将心电导线与电极片连接后贴于患者皮肤的相应位置。

6. 一般放置位置：右上（RA）：右锁骨中线第一肋间；

右下（RL）：右锁骨中线剑突水平处；

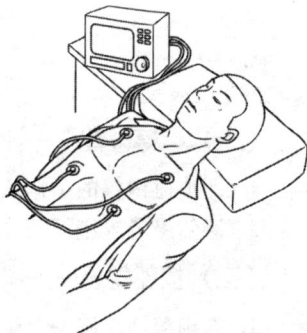

中间（C）：胸骨左缘第四肋间；

左上（LA）：左锁骨中线第一肋间；

左下（LL）：左锁骨中线剑突水平处。

7. 系好袖带，监测血压，设定监测间隔时间或选择手动方式

测量。

8. 调整合适的心电监护导联波幅，调整监测指标的报警界限及报警音量。

9. 定时观察并记录所测数值。

10. 整理床单位，协助患者取舒适卧位。

11. 处理用物，洗手，记录。

（三）护患配合——评价和指导要点

1. 告知患者不要自行移动或者摘除电极片及导联线。

2. 告知患者若电极片周围皮肤出现瘙痒、疼痛等情况，应及时通知医护人员。

3. 告知患者和家属避免在监护仪附近使用手机，以免干扰监测波形。

（四）未雨绸缪——操作的注意事项

1. 放置电极片时，应避开伤口、瘢痕、中心静脉插管、起搏器及电除颤时电极板的放置部位。

2. 密切监测患者异常心电波形，排除各种干扰和电极脱落，戴有起搏器的患者要区别正常心律与起搏心律。

3. 定期更换电极片及其粘贴位置。

4. 心电监护不具有诊断意义，如需更详细地了解心电图变化，需做常规导联心电图。

二、血糖监测

（一）运筹帷幄——评估、计划和观察要点

1. 评估血糖仪的工作状态，检查试纸有效期。

2. 评估患者末梢循环及皮肤情况、进食时间。

（二）按部就班——操作和实施步骤

1. 衣帽整洁，洗手，戴口罩。

2. 准备用物：血糖仪、采血笔、采血针、试纸、治疗盘、75%乙醇、棉签。

3. 携用物至床旁，核对患者姓名，做好解释。

4. 确认血糖仪号码与试纸号码一致。

5. 安装采血笔，确认监测血糖时间。

6. 使用75%乙醇棉签消毒穿刺部位。

7. 待手指乙醇干后，按无菌技术实施采血，宜使血液自然流出，采充足血量后用干棉签按压。

8. 准确记录血糖值，告知患者，必要时通知医生。

9. 整理床单位，协助患者取舒适体位。

10. 处理用物，分类放置。

11. 洗手，处理医嘱，记录。

【操作图解】

1. 打开血糖仪，查看血糖仪显示的试纸代码与血糖试纸是否一致，如不一致，予以调整。

2. 插入新的条形码。

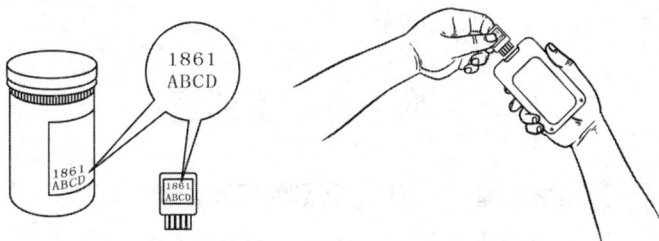

3. 插入试纸。

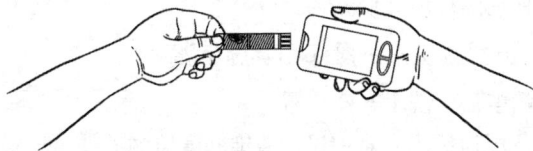

4. 选择手指两侧任一部位（避开指腹神经末梢丰富的部位，减轻疼痛），乙醇消毒，待干。

5. 准备一次性采血针头和试纸，使之处于备用状态。将血样点于试纸的相应区域。

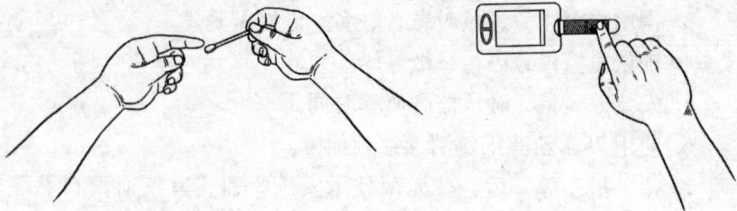

（三）护患配合——评价和指导要点

1. 告知患者血糖监测的目的，取得其合作。

2. 指导末梢循环差的患者将手下垂摆动。

3. 指导患者掌握自我监测血糖的技术和注意事项。

4. 指导患者穿刺后按压1~2分钟。

（四）未雨绸缪——操作的注意事项

1. 测血糖时应轮换采血部位。

2. 血糖仪应按生产商使用要求定期进行标准液校正。

3. 避免试纸受潮、污染。

三、血氧饱和度监测

（一）运筹帷幄——评估、计划和观察要点

1. 评估患者意识状态、吸氧浓度、自理能力以及合作程度。

2. 评估患者指（趾）端循环、皮肤完整性及肢体活动程度。

3. 评估周围环境光照条件。

（二）按部就班——操作和实施步骤

1. 衣帽整洁，洗手，戴口罩。

2. 准备用物：床旁监护仪、氧饱和度监测插件、记录单。

3. 携用物至床旁，向患者解释，核对姓名、床号。

4. 连接外接电源线及氧饱和度监测插件。

5. 协助患者取舒适卧位，清洁其测量部位的皮肤及指（趾）甲。

6. 正确安放传感器于患者手指、足趾或耳廓处，接触良好，

松紧度适宜。

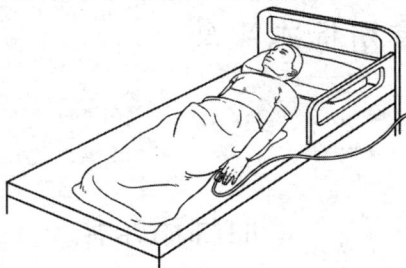

7. 调整报警界限及报警音量。

8. 定时观察并记录所测数值。

9. 整理床单位，协助患者取舒适体位。

10. 处理用物，分类放置。

11. 洗手，处理医嘱，记录。

（三）指导要求

1. 告知患者监测目的、方法及注意事项。

2. 告知患者及家属影响监测效果的因素。

（四）未雨绸缪——操作的注意事项

1. SPO_2 监测报警低限设置为90%，发现异常及时通知医生。

2. 注意休克、体温过低、低血压或使用血管收缩药物、贫血、偏瘫、指甲过长、同侧手臂测量血压、周围环境光照太强、电磁干扰及涂抹指甲油等对监测结果的影响。

3. 注意更换传感器的位置，以免皮肤受损或血液循环受阻。

4. 怀疑 CO 中毒的患者不宜选用脉搏血氧监测仪。

第九章

常用标本采集

一、血标本采集

（一）运筹帷幄——评估、计划和观察要点

1. 评估患者病情、意识及配合程度，需空腹取血者了解其是否空腹。

2. 评估穿刺部位的皮肤、血管状况和肢体活动度。

3. 了解需做的检查名称，以明确收集血标本的种类和目的。

（二）按部就班——操作和实施步骤

1. 真空采血法

（1）根据化验单选择真空采血管。

（2）衣帽整洁，洗手，戴口罩。

（3）准备用物：注射盘、常规皮肤消毒用物一套、采血针、手套、止血带、一次性治疗巾。

（4）携用物至床旁，核对患者姓名，做好解释。

（5）协助患者取舒适体位，暴露采血部位。

（6）戴手套，铺一次性治疗巾，于穿刺处上方约6cm处系止血带，取安尔碘棉签消毒皮肤，范围5cm×5cm，待干。

（7）取采血针。

（8）嘱患者握拳，绷紧静脉下端皮肤，持采血针刺入静脉，穿刺成功，固定针头，按顺序依次插入真空采血管，取所需血量。

（9）分离真空采血管与采血针末端，嘱患者松拳，松开止血带，取干棉签置穿刺点处迅速拔出针头，按压局部片刻。

（10）协助患者取舒适体位，整理床单位。

（11）处理用物，分类放置，记录，标本送检。

2. 注射器直接穿刺采血法

根据采集血标本的种类准确计算采血量，选择合适的注射器，按无菌技术操作规程进行穿刺，采集完成后，取下注射器针头，根据不同标本所需血量，分别将血标本沿管壁缓慢注入相应的容器内，轻轻混匀，勿用力震荡。

【操作图解】

患儿股静脉采血法图解

1. 固定患儿。

2. 选择穿刺部位。

3. 直刺法。

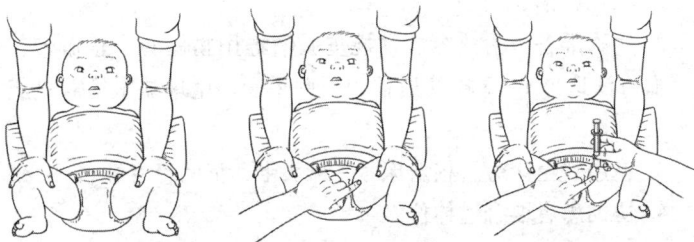

（三）护患配合——评价和指导要点

1. 告知患者血标本采集的目的及配合方法，如需空腹采血应提前告知。

2. 告知患者按压穿刺部位及按压时间。

3. 指导患者采血后要注意穿刺部位的清洁，防止感染。

（四）未雨绸缪——操作的注意事项

1. 在安静状态下采集血标本。

2. 若患者正在进行输液治疗，应从非输液侧肢体采集。

3. 同时采集多种血标本时，根据采血管说明书要求依次采集血标本。

4. 采血时尽可能缩短止血带的结扎时间。

5. 标本采集后尽快送检，送检过程中避免过度震荡。

二、血培养标本采集

（一）运筹帷幄——评估、计划和观察要点

1. 评估病情、治疗、心理状态及配合程度。

2. 了解寒战或发热的高峰时间。

3. 了解抗生素的使用情况。

4. 评估穿刺部位皮肤、血管状况和肢体活动度。

（二）按部就班——操作和实施步骤

1. 衣帽整洁，洗手，戴口罩。

2. 用物准备：治疗盘、常规皮肤消毒用物一套、止血带，根据采血方法选择1～3支注射器，无菌手套、生理盐水、需氧瓶和厌氧瓶。

3. 携用物至床旁，核对床号、床头卡，询问患者姓名。

4. 协助患者取合适体位。

5. 充分暴露穿刺部位，常规局部皮肤消毒两遍。

6. 采血

（1）注射器直接穿刺采血法（同静脉血标本采集）。

（2）经血管通路采血法（同静脉血标本采集）。

（3）经外周穿刺的中心静脉导管取血法：取一支注射器抽生理盐水20ml备用，另备两支注射器。取下肝素帽，连接1支空注射器，抽出5ml血液弃去，如正在静脉输液中，先停止输液20秒，再抽出5ml血液弃去。另接1支注射器取足量血标本，然后用生理盐水20ml，用注射器以脉冲式冲洗导管。消毒导管接口，清除残留血迹。连接肝素帽和三通管（或正压接头），如有静脉输液可打开输液通道。成人每次采集10～20ml，婴儿和儿童1～5ml。

7. 用75%乙醇消毒培养瓶瓶塞，待干，拔针后迅速将标本注入需氧瓶和厌氧瓶中，立即轻摇，混合均匀。

8. 整理床单位，协助患者取舒适卧位。

9. 处理用物，分类放置。

10. 洗手，处理医嘱，记录。

（三）护患配合——评价和指导要点

1. 告知患者采血后要注意穿刺部位的清洁，防止感染。

2. 讲解检查目的、方法、注意事项。

（四）未雨绸缪——操作的注意事项

1. 血培养瓶应在室温下避光保存。

2. 根据是否应用抗生素，准备合适的需氧瓶和厌氧瓶。

3. 间歇性寒战患者应在寒战和体温高峰前取血，当预测寒战和高热时间有困难时，应在寒战或发热时尽快采集血标本。

4. 已使用过抗生素治疗的患者，应在下次使用抗生素前采集血培养。

5. 血标本注入厌氧瓶培养时，注意勿将注射器中的空气注入瓶内。

6. 两次血培养标本采集时间至少间隔 1 小时。

7. 经外周穿刺的中心静脉导管采取血培养标本时，每次至少采集两套血培养，其中一套从独立外周静脉采集，另外一套则从导管采集。两套血培养时间必须接近（≤5 分钟），并做标记。

三、血气分析标本采集

（一）运筹帷幄——评估、计划和观察要点

1. 评估患者的体温、合作程度、血色素、吸氧状况或者呼吸机参数的设置。

2. 评估穿刺部位皮肤有无红、肿、硬结、感染、皮疹等，触诊动脉搏动情况。

（二）按部就班——操作和实施步骤

1. 衣帽整洁，洗手，戴口罩。

2. 准备用物：治疗盘、常规皮肤消毒用物一套、一次性血气针、无菌手套。

3. 携用物至床旁，核对床号、床头卡，询问患者姓名。

4. 协助患者取舒适体位，暴露穿刺部位，腹股沟处股动脉（腹股沟韧带中点下方 1cm 股动脉搏动最明显相处）、腕部桡动脉以及肘部肱动脉等，成年人常选择桡动脉或股动脉。

5. 常规局部皮肤消毒两遍。

6. 戴无菌手套，于动脉搏动最明显处，用示指和中指上下固定欲穿刺点动脉段。持专用注射器在两指间垂直或与动脉走向呈 40°角刺入动脉，见回血后，保持穿刺针头原来的方向和深度，血液自动流入注射器内，采血 1ml。拔针后指导患者按压穿刺点 5 ~ 10 分钟。

7. 将动脉血气针置于双手掌心，搓动 1 分钟。

8. 整理床单位，协助患者取舒适体位。

9. 处理用物，分类放置，标本及时送检。

10. 洗手，处理医嘱，记录。

【操作图解】

1. 选取穿刺动脉，常用部位为股动脉、桡动脉等。适当暴露穿刺部位，如选择股动脉，要拉上床幔（或用屏风）。

2. 消毒穿刺部位后待干，消毒操作者左手示指、中指。

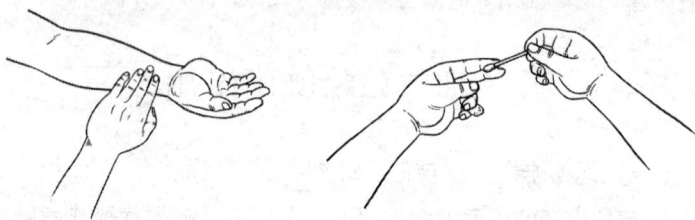

3. 安慰鼓励患者，以两指固定动脉，右手持注射器在两指间垂直或与动脉走向呈 40°角刺入，抽取 1 ~ 2ml 血液。

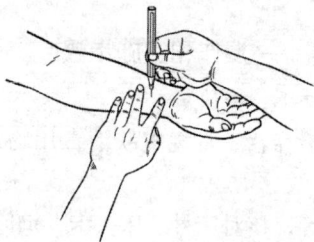

（三）护患配合——评价和指导要点

1. 告知患者检查的目的及配合方法。

2. 告知患者按压穿刺部位及按压时间。

3. 告知患者采血后要注意穿刺部位的清洁，防止感染。

（四）未雨绸缪——操作的注意事项

1. 洗澡、运动后，应休息 30 分钟再采血。

2. 标本应隔绝空气，避免混入气泡或静脉血。

3. 凝血功能障碍者穿刺后应延长按压时间至少 10 分钟。

4. 采集标本后 30 分钟内送检，标本送检时在化验单上注明患者的体温、吸氧浓度、给氧方式、血色素。

5. 严格无菌技术操作，消毒直径不小于 5cm，以防止感染。

6. 不得多次反复穿刺，防止形成血肿。

四、尿标本采集

（一）运筹帷幄——评估、计划和观察要点

1. 了解患者的排尿情况、合作程度及自理能力。

2. 询问女性患者是否在月经期。

（二）按部就班——操作和实施步骤

1. 衣帽整洁，洗手，戴口罩。

2. 用物准备：清洁尿杯、灭菌试管或容器、带盖广口瓶、导尿包、便器。

3. 携用物至患者旁，核对姓名、尿标本种类，做好解释。

4. 协助患者取合适体位。

5. 常规尿标本：留取晨起后第一次的中段尿 30ml 于清洁尿杯中送检。

6. 餐后尿：留取进餐后两小时尿液于清洁尿杯中送检。

7. 尿定量检查：留尿前排空膀胱，将规定时间（如 12 小时或 24 小时）的尿液装入含有防腐剂的洁净容器内，混匀后，记录总量，取 100～200ml 送检。

8. 尿胆原检测：以留取 14:00－16:00 时间段的尿液为宜。

9. 尿培养标本

（1）中段尿采集法：一般要求在膀胱内存留 4～6 小时或以上的尿液为佳，用清水充分清洗会阴部，再用灭菌水冲洗尿道口。若男性患者包皮过长，应将包皮翻开冲洗，排尿，将前段尿弃去，留取中段尿 10ml，置于灭菌容器内。

（2）尿管尿液采集法：尿潴留者用导尿管弃去前段尿后，用注射器通过导尿管抽尿液，防止带入消毒剂，长期留置导管者，应在更换新导尿管后留取标本。

10. 整理床单位，协助患者取舒适卧位。

11. 处理用物，分类放置。

12. 洗手，处理医嘱，记录，标本送检。

（三）护患配合——评价和指导要点

1. 讲解检查目的，指导患者留尿前局部清洁，防止污染。

2. 告知患者正确留取尿标本对检验结果的重要性。

（四）未雨绸缪——操作的注意事项

1. 会阴部分泌物过多时，应先清洁或冲洗会阴后再留取。

2. 避免经血、白带、精液、粪便或其他异物混入标本。

3. 选择在抗生素应用前留取尿培养标本。

4. 不能留取尿袋中的尿液标本送验。

5. 留取标本前不宜多饮水。

6. 尿标本留取后要及时送检。

五、便标本采集

（一）运筹帷幄——评估、计划和观察要点

1. 评估患者的病情、治疗、排便情况及配合程度。

2. 了解女性患者是否在月经期。

（二）按部就班——操作和实施步骤

1. 衣帽整洁，洗手，戴口罩。

2. 用物准备：清洁便器、根据检验项目备齐便盒或容器、棉签、便培养皿。

3. 携用物至患者旁，核对患者姓名，做好解释。

4. 无法排便者，协助患者取合适体位。

5. 自然排便标本：自然排便后，用棉签选取中央部分或含有脓血的黏液部分置于容器内。

6. 无法排便者：将肛拭子前端用甘油或生理盐水湿润，插入肛门 4～5cm（幼儿 2～3cm）处，轻轻在直肠内旋转，蘸取直肠内黏液后取出，置于容器内。

7. 培养便标本：排便前消毒液冲洗肛门，持无菌棉签选取中央部分或含有脓血的黏液部分置于培养皿内。无便意者可采用上述拭子采集，插入培养试管中送检。

8. 寄生虫及虫卵

（1）蛲虫卵：取透明薄纸于夜晚 12 点左右或清晨排便前由肛门口周围拭取，置于温盐水试管中，立即镜检。

（2）查寄生虫体或虫卵计数：采集 24 小时大便。

（3）查阿米巴原虫：在采集前将便器用热水加温，便后连同容器立即送检。

（4）便隐血实验：检查前 3 天内禁食肉类、肝类、血类食物，并禁服铁剂，按要求采集标本。

（5）服驱虫药或做血吸虫孵化检查时，应留取全部粪便及时送检。

9. 整理床单位，协助患者取舒适卧位。

10. 洗手，处理医嘱，记录，标本送检。

（三）护患配合——评价和指导要点

1. 告知患者正确留取标本对检验结果的重要性。

2. 告知患者便标本留取的方法及注意事项。

（四）未雨绸缪——操作的注意事项

1. 灌肠后的粪便、粪便过稀及混有油滴等不宜作为检验标本。

2. 便标本应新鲜，不可混入尿液或其他杂质。

六、呼吸道标本采集

（一）运筹帷幄——评估、计划和观察要点

1. 评估患者的年龄、病情、治疗、排痰情况及配合程度。

2. 评估患者口腔黏膜有无异常。

3. 观察痰液的颜色、性质、量、分层、气味、黏稠度和有无肉眼可见的异常物质等。

（二）按部就班——操作和实施步骤

1. 衣帽整洁，洗手，戴口罩。

2. 用物准备：治疗盘、无菌咽拭子培养管、无菌生理盐水、酒精灯、火柴，必要时备压舌板。

3. 携用物至患者旁，核对患者姓名，做好解释。

4. 自行咳痰采集法：晨痰为佳，用冷开水漱口，深吸气后用力咳出呼吸道深部痰液。标本量不少于1ml，痰量少或无痰患者可采用10%盐水加温至45℃左右雾化吸入后，将痰液咳出。

5. 难于自然咳嗽，不合作或人工辅助呼吸患者的痰液采集法：患者取适当卧位，先叩击患者背部，然后将集痰器与吸引器连接，抽吸痰液2～5ml至集痰器内。

6. 气管镜采集法：协助医生在气管镜引导下，直接采集标本。

7. 咽拭子采集法：患者用清水漱口，取出无菌拭子，蘸取少量无菌生理盐水，用压舌板轻压舌部，迅速擦拭患者口腔两侧腭弓及咽、扁桃体的分泌物，避免咽拭子触及其他部位，试管口在酒精灯火焰上消毒后，迅速把咽拭子插入无菌试管内塞紧。

8. 24小时痰标本采集法：在广口集痰瓶内加少量清水。患者起床后、进食前、漱口后第一口痰开始留取，至次日晨进食前、漱口后最后一口痰结束，全部痰液留入集痰瓶内，记录痰标本总量、颜色和性状。

9. 协助患者取舒适卧位。

10. 洗手，处理医嘱，记录，标本送检。

（三）护患配合——评价和指导要点

1. 告知患者正确留取标本对检验结果的重要性。

2. 告知患者痰标本留取的方法及注意事项。

3. 告知患者避免将唾液、漱口水、鼻涕等混入痰中。

（四）未雨绸缪——操作的注意事项

1. 除 24 小时痰标本外，痰液收集时间宜选择在清晨。

2. 查痰培养及肿瘤细胞的标本应立即送检。

3. 避免在进食后 2 小时内留取咽拭子标本，以防呕吐。棉签避免触及其他部位以免影响检验结果。

七、导管培养标本采集

（一）运筹帷幄——评估、计划和观察要点

1. 评估患者病情、导管局部皮肤情况及患者配合程度。

2. 了解导管留置时间。

3. 评估穿刺部位皮肤状况和肢体活动度。

（二）按部就班——操作和实施步骤

1. 衣帽整洁，洗手，戴口罩。

2. 用物准备：治疗盘、采集血培养标本用物两套、常规皮肤消毒用物 1 套、无菌剪刀、无菌试管。

3. 携用物至患者旁，核对患者姓名，做好解释。

4. 采集两套血培养标本，一套从可疑感染的导管采集，另一套从独立外周静脉采集，方法同血标本采集。

5. 协助患者摆放体位，使导管穿刺点位置低于心脏水平，缓慢移出导管，迅速按压穿刺点，检查导管尖端是否完整。

6. 用灭菌剪刀剪取导管尖端 5cm 和皮下留置导管部分，分别置于无菌试管内塞紧，注明留取时间。

7. 协助患者取舒适卧位。

8. 洗手，处理医嘱，记录，标本送检。

【操作图解】

1. 协助患者排出痰液，盛于清洁容器内送检，纸巾擦净口周。
2. 摇振协助排痰手法。
3. 摇振力量的方向。

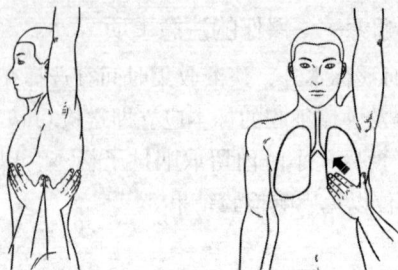

（三）护患配合——评价和指导要点

1. 向患者解释采集标本的目的、方法及重要性。
2. 告知患者按压穿刺部位及按压时间。
3. 发现穿刺部位异常情况及时通知医生。

（四）未雨绸缪——操作的注意事项

1. 采集标本的时机尽可能选在使用抗生素之前。
2. 留取导管标本应与采集血培养标本同时进行，采集时间宜在 5 分钟内完成。

第十章 给药治疗与护理

一、口服给药

（一）运筹帷幄——评估、计划和观察要点

1. 评估患者的病情、意识状态、自理能力、合作程度、用药史、过敏史、不良反应史。

2. 评估患者的吞咽能力，有无口腔或食管疾患，有无恶心、呕吐等。

3. 了解药物的性质、服药方法、注意事项及药物之间的相互作用。

4. 了解用药效果及不良反应。

（二）按部就班——操作和实施步骤

1. 衣帽整洁，洗手，戴口罩。

2. 用物准备：发药车、药杯、量杯、水壶（温开水）、口服药执行单。

3. 发药前持口服药执行单双人核对药物名称、剂量、服药时间、服药方法，核对患者床号、姓名。

4. 携口服药执行单，推发药车至患者处，再次核对床号、床头卡，询问患者姓名，协助患者服药到口，对危重和不能自行服药的患者应予喂药。

5. 三查：服药前查对药名、剂量、药物性质等；服药时查对药名、剂量等；服药后再次确认药品与患者无误。

6. 患者如有疑问，应重新核对后再服用。

7. 小剂量液体药物应精确量取，确保剂量准确，所有药物应一次取离药盘，不同患者的药物不可同时取出。

8. 鼻饲时，将药物研碎溶解后再从胃管注入，用少量温开水冲胃管。

9. 必要时协助患者取舒适卧位。

10. 洗手，在执行单或临时医嘱单上签字，记录时间。

（三）护患配合——评价和指导要点

1. 告知患者所服药物量、服用方法、配合要点、服用特殊要求。

2. 告知患者药物相关注意事项。

3. 指导慢性病和出院后继续服药的患者按时、正确、安全服药。

（四）未雨绸缪——操作的注意事项

1. 遵医嘱及药物说明书服药。

2. 观察服药后的不良反应。

3. 患者不在病房或因故暂不能服药者，暂不发药，做好交班。

二、眼内给药

（一）评估与观察要点

1. 了解患者的病情、意识状态、过敏史、自理能力、合作程度及药物性质。

2. 观察患者的眼睑、结膜、角膜有无异常，有无眼球穿透伤。

3. 告知患者用药的方法、目的，以取得患者的合作。

（二）按部就班——操作和实施步骤

1. 用物准备：治疗盘、无菌棉签、无菌棉球、滴眼剂。

2. 携用物至患者旁，核对患者姓名、年龄，做好解释。

3. 协助患者取平卧位或坐位，头稍后仰，向上注视。

4. 如患眼有分泌物可用无菌棉签轻轻擦拭。

5. 滴眼药水法：站于患者头侧或对面，一手拇指将患者下睑向下方牵引，另一手持滴管或滴眼液药瓶，先弃去 1～2 滴。嘱患者向上注视，距眼 2～3cm 处将药液滴入结膜囊下穹窿部 1～2 滴。

轻提上睑并嘱患者轻轻闭目 1~2 分钟，以棉签或棉球拭干溢出的药液。

6. 涂眼药膏法

（1）软管法：手持药膏软管，将药膏直接挤入患者下穹窿部结膜囊内，告知患者轻闭眼睑，轻轻按摩眼睑，使眼膏均匀分布于结膜囊内。

（2）玻璃棒法：检查玻璃棒的完整和光滑度，一手分开患者上、下眼睑，嘱患者眼球上转，一手持玻璃棒蘸眼膏并水平放入穹窿部，放开眼睑，告知患者轻闭眼睑，同时转动玻璃棒从水平方向抽出。

7. 处理用物。

8. 洗手，做好记录。

（三）护患配合——评价和指导要点

1. 告知患者用药后要闭眼休息，勿用手揉眼睛。

2. 告知角膜溃疡、眼球穿透伤及手术后患者勿压迫眼球。

3. 告知患者如有不适及时通知医护人员。

（四）未雨绸缪——操作的注意事项

1. 给每位患者用药前后要洗手或进行快速手消毒。

2. 滴用混悬液时，在使用前应充分摇匀。

3. 眼药水不宜直接滴在角膜上，药瓶及滴管勿触及眼睫毛，以免污染或划伤。

4. 同时滴用数种药物时，每种药物需间隔 2~3 分钟，先滴眼药水，后滴眼药膏；先滴刺激性弱的药物，后滴刺激性强的药物，若双眼用药先滴健眼，后滴患眼，先轻后重。

5. 滴毒性药物后，应用棉球压迫泪囊 2~3 分钟。

6. 用眼药膏宜在晚间睡前或于手术后使用。

7. 滴眼剂要保持无菌，放置在阴凉、干燥、避光地方保存。

三、雾化吸入

（一）运筹帷幄——评估、计划和观察要点

1. 评估患者的病情、意识、自理能力、合作程度、呼吸道、面部及口腔情况，听诊双肺呼吸音。

2. 了解患者的过敏史、用药史。

3. 检查雾化器各部件性能。

（二）按部就班——操作和实施步骤

1. 衣帽整洁，洗手，戴口罩。

2. 准备用物：治疗盘、一次性氧气雾化吸入器一套、氧气装置一套、10ml 注射器、无菌针垫、生理盐水、雾化药液。

3. 核对医嘱，雾化药液加生理盐水至 10ml。

4. 携用物至患者旁，询问患者姓名，做好解释，协助患者取舒适体位。

5. 将药液注入储药槽内。

6. 将氧气雾化器导管端与氧气流量表连接。

7. 调解氧气流量约 6~8L/min，至雾滴喷出。

8. 指导患者手持雾化器或将面罩固定于口鼻部，嘱患者深呼吸，计时。

9. 一般雾化吸入约需 20 分钟，吸入完毕，取下雾化器面罩，关闭氧气，协助患者咳痰，清洁面部。

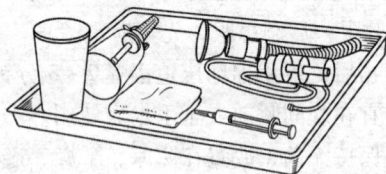

10. 整理床单位，协助患者取舒适卧位。

11. 处理用物，分类放置。

12. 洗手，处理医嘱，记录。

（三）护患配合——评价和指导要点

1. 告知患者雾化吸入法的目的、方法、注意事项和配合方法。

2. 初次接受治疗患者，应认真指导患者正确使用雾化器，如患者出现不适及时通知医护人员。

3. 吸入过程中，指导患者尽可能深呼吸，使药液充分吸入支气管和肺部，以更好地发挥疗效。

（四）未雨绸缪——操作的注意事项

1. 使用前检查雾化吸入器是否完好、雾化器连接是否紧密，防止漏气。

2. 操作过程中，应注意用氧安全，严禁接触烟火和易燃品。

3. 出现不良反应如呼吸困难、发绀等，应暂停雾化吸入，吸氧，及时通知医生。

4. 使用激素类药物雾化后及时清洁口腔及面部。

5. 更换药液前要清洗雾化罐，以免药液混淆。

四、皮内注射

（一）运筹帷幄——评估、计划和观察要点

1. 评估患者的病情、意识状态、自理能力及合作程度。

2. 了解患者的过敏史、用药史、不良反应史。

3. 评估注射部位的皮肤状况。

4. 了解用药反应及皮试结果。

（二）按部就班——操作和实施步骤

1. 衣帽整洁，洗手，戴口罩。

2. 准备用物：治疗盘、常规皮肤消毒用物一套、75% 乙醇、无菌针垫、1ml 注射器（内置皮试液）。

3. 携用物至床旁，持执行单核对床号、床头卡，询问患者姓名，核对执行单与患者姓名、配置皮试液药品的名称、浓度等是否相符。

4. 取合适体位，选择穿刺部位，常用前臂掌侧下段 1/3 处。

常规消毒皮肤，范围大于 5×5cm，待干。

5. 第二次查对皮试液药品与患者相符，排尽空气。

6. 一手绷紧皮肤，一手持注射器针尖斜面向上，与皮肤呈 5°角刺入皮内，待针头斜面进入皮内后，放平注射器，固定针栓，注入药液 0.1ml，使局部形成一皮丘，皮肤变白并显露毛孔。注射完毕，迅速拔针，勿按压注射部位。

7. 第三次确认皮试液药品与执行单各项内容准确无误。

8. 一般 20 分钟后观察皮试结果并记录。对做皮试者，按规定时间由两名护士观察结果。

9. 整理床单位，协助患者取舒适卧位。

10. 处理用物，分类放置。

11. 洗手，处理医嘱，记录。

【操作图解】

1. 开启青霉素，消毒青霉素瓶塞，检查生理盐水，消毒并打开。

2. 选择注射部位，消毒皮肤（适时给予鼓励），皮内注射（注入药液 0.1 毫升，含 50 单位）。

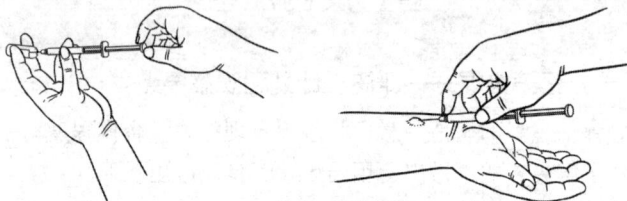

（三）护患配合——评价和指导要点

1. 告知患者皮内注射的目的、方法及配合要点。

2. 告知患者若出现任何不适，立即通知医护人员。

（四）未雨绸缪——操作的注意事项

1. 消毒皮肤时，避免反复用力涂擦局部皮肤，忌用含碘消毒剂。

2. 不应抽回血。

3. 判断、记录皮试结果，告知医生、患者及家属并标注。

4. 备好相应抢救药物与设备，及时处理过敏反应。

5. 特殊药物的皮试，按要求观察结果。

五、皮下注射

（一）运筹帷幄——评估、计划和观察要点

1. 评估患者的病情、意识状态、自理能力及合作程度。

2. 了解患者的过敏史、用药史。

3. 评估注射部位皮肤和皮下组织状况。

4. 了解患者的用药效果及不良反应。

（二）按部就班——操作和实施步骤

1. 衣帽整洁，洗手，戴口罩。

2. 准备用物：注射盘、执行单、按医嘱备药、常规皮肤消毒用物一套、无菌针垫。

3. 首次查对药品及溶媒的名称、剂量、浓度、性质、时间、批号、有效期、给药方法以及有无配伍禁忌。消毒安瓿并掰开。

4. 将安瓿药液名称朝上，边抽吸边进行第二次查对药品的名称、剂量、浓度等。

5. 抽吸药品后，套安瓿，第三次查对药品的名称、剂量等，置于注射盘针垫内。

6. 携用物至床旁，持执行单核对床号、床头卡，询问患者姓名，首次查对执行单与患者姓名、药物名称、剂量、浓度等是否相符。

7. 协助患者采取适当体位，暴露注射部位，常用部位为上臂三角肌下缘。必要时遮挡患者。

8. 用安尔碘棉签消毒皮肤，范围大于 $5 \times 5cm$，待干。取干棉签。

9. 第二次查对药品与患者是否相符，取出注射器，排尽空气，根据注射部位选择正确的注射方法，一手绷紧皮肤，一手持注射器示指固定针栓，针头与皮肤呈 $30° \sim 40°$ 角迅速刺入针头的 $1/2 \sim 2/3$。过度消瘦者，捏起局部组织，减小穿刺角度，抽吸活塞，无回血时缓慢推注药液。

10. 注射完毕，快速拔针，轻压进针处片刻。第三次确认药品与执行单各项内容准确无误。

11. 整理床单位，协助患者取舒适体位。

12. 处理用物，分类放置。

13. 洗手，处理医嘱，记录。

【操作图解】

1. 选择合适的注射部位，一般选择上臂三角肌下缘、上臂内侧、腹部、后背、大腿外侧方。

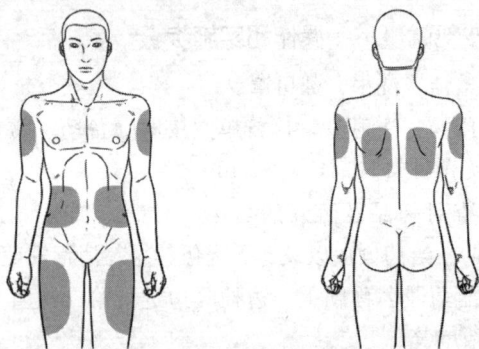

2. 注射前适时给予鼓励，左手绷紧局部皮肤，右手持注射器，示指固定针栓，针头斜面向上，与皮肤呈 30°～40°角，迅速刺入针头的 1/2～2/3，松开左手，固定针栓，抽吸无回血，即可推注药液。

3. 注射毕，以无菌干棉签轻压针刺处，迅速拔针。

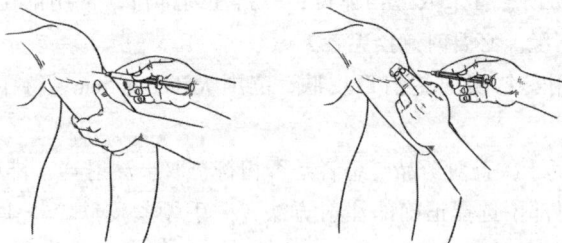

（三）护患配合——评价和指导要点

1. 告知患者药物的作用、注意事项及配合要点。

2. 指导患者勿揉搓注射部位，出现异常及时通知医护人员。

（四）未雨绸缪——操作的注意事项

1. 遵医嘱及药品说明书使用药品。

2. 观察注射后不良反应，两种药物同时注射时，注意配伍禁忌。

六、肌内注射

（一）运筹帷幄——评估、计划和观察要点

1. 评估患者的病情、意识状态、自理能力及合作程度。

2. 了解患者的过敏史、用药史。

3. 评估注射部位的皮肤和肌肉组织状况。

4. 了解用药效果及不良反应。

（二）按部就班——操作和实施步骤

1. 衣帽整洁，洗手，戴口罩。

2. 准备用物：注射盘、常规皮肤消毒用物一套、无菌针垫。

3. 首次查对药品及溶媒的名称、性质、剂量、浓度、时间、批号、有效期、给药方法以及有无配伍禁忌。

4. 消毒安瓿并掰开，将安瓿药液名称朝上，边抽吸边第二次查对药品的名称、剂量、浓度等。

5. 抽吸药品后，套安瓿，第三次查对药品的名称、剂量等，置于注射盘针垫内。

6. 携用物至床旁，持执行单核对床号、床头卡，询问患者姓名，首次查对执行单与患者姓名、药物名称、剂量、浓度等是否相符。

7. 协助患者取合适体位，暴露注射部位，注意保护患者隐私。

8. 用安尔碘棉签消毒皮肤，范围大于 $5 \times 5cm$，待干。

9. 第二次核对药品与患者相符，取注射器，排尽空气。

10. 左手绷紧皮肤，右手持针以中指固定针栓，将针头迅速垂直刺入肌肉（一般为针梗的 2/3），左手抽动活塞无回血后，缓慢推药，注射完毕，快速拔针，轻压进针处片刻。

11. 第三次确认药品与执行单各项内容准确无误。

12. 整理床单位，协助患者取舒适体位。

13. 处理用物，分类放置。

14. 洗手，处理医嘱，记录。

【操作图解】

1. 抽吸药液，套安瓿。

2. 协助患者取正确姿势，选择正确部位。常选择臀肌和三角肌。

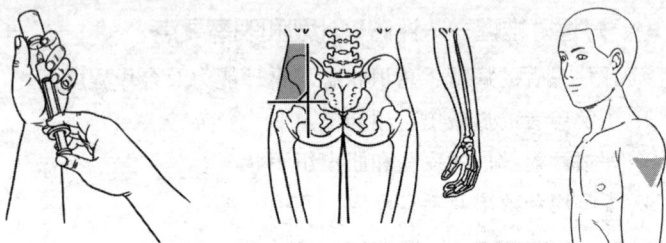

3. 排尽注射器内空气，（适时给予鼓励）左手绷紧皮肤，右手持针垂直刺入皮肤。

4. 固定针头，抽回血。

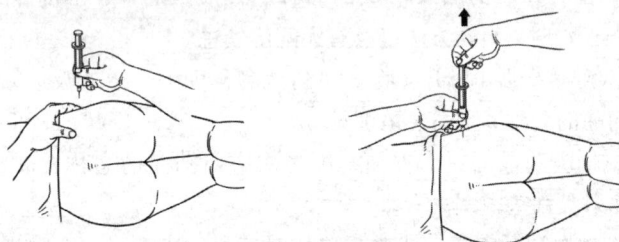

5. 缓推药液。

6. 迅速拔针。

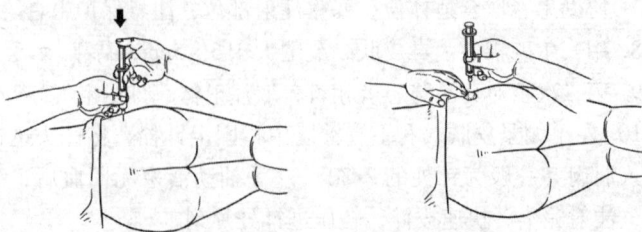

（三）护患配合——评价和指导要点

1. 告知患者注射时的配合事项，如侧卧位时上腿伸直，下腿稍弯曲；俯卧位时足尖相对，足跟分开。

2. 告知患者药物作用和注意事项。

（四）未雨绸缪——操作的注意事项

1. 遵医嘱及药品说明书使用药品。

2. 观察注射后疗效和不良反应。

3. 切勿将针头全部刺入，以防针梗从根部折断。

4. 两岁以下婴幼儿不宜选用臀大肌注射，最好选择臀中肌和臀小肌注射。

5. 出现局部硬结，可采用热敷、理疗等方法。

6. 长期注射者，有计划地更换注射部位，并选择细长针。

七、静脉注射

（一）运筹帷幄——评估、计划和观察要点

1. 评估患者的病情、意识状态、自理能力、合作程度、药物性质、用药史、过敏史等。

2. 评估穿刺部位的皮肤状况、静脉充盈度和管壁弹性。

3. 评估注射过程中局部组织有无肿胀。

4. 了解用药效果及不良反应。

（二）按部就班——操作和实施步骤

1. 衣帽整洁，洗手，戴口罩。

2. 准备用物：治疗盘、常规皮肤消毒用物一套、无菌针垫、药液、输液贴、止血带、小垫枕、一次性垫巾、注射器。

3. 首次查对药品及溶媒的名称、性质、剂量、浓度、时间、批号、有效期、给药方法及有无配伍禁忌，消毒安瓿并掰开。

4. 取注射器，检查并固定针栓，将安瓿药液名称朝上，边抽吸边第二次查对药品的名称、剂量、浓度等，抽吸药品后套安瓿，第三次查对药品的名称、剂量等，置于注射盘针垫内。

5. 携用物至床旁，持执行单核对床号、床头卡，询问患者姓名，首次核对药物名称、剂量、浓度、时间等准确无误。

6. 协助患者取舒适体位，暴露注射部位，小枕垫于穿刺部位下。

7. 于穿刺处上方约6cm处系止血带，取消毒棉签常规消毒皮肤，范围5×5cm，待干。第二次查对药品与患者是否相符，排尽空气。

8. 嘱患者握拳，左手绷紧皮肤，右手持注射器，针头斜面向上与皮肤呈15°～30°角刺入静脉，见回血后，降低穿刺角度，可再顺静脉进针少许，松开止血带，嘱患者松拳，妥善固定，缓慢注入药液。

9. 注射完毕，快速拔出针头，轻压进针部位3～5分钟，撤去止血带、小垫枕。

10. 注射后第三次确认药品与执行单各项内容准确无误。

11. 整理床单位，协助患者取舒适体位。

12. 处理用物，分类放置。

13. 洗手、处理医嘱，记录。

【操作图解】

1. 消毒皮肤，直径不小于5cm，穿刺部位上方6cm处扎止血带，嘱握拳。

2. 安慰鼓励患者，绷紧皮肤，穿刺（一次性成功）。见回血后，松止血带，松拳。输液贴固定。

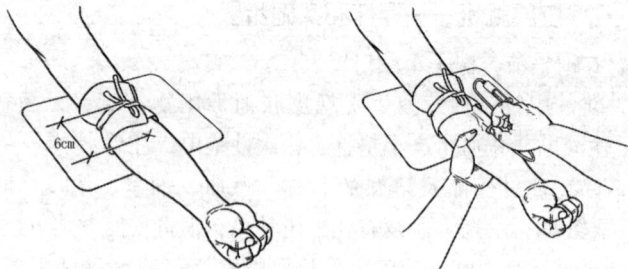

3. 一手固定针栓及注射器，另一手缓慢注入药液。

4. 拔针后屈肘。

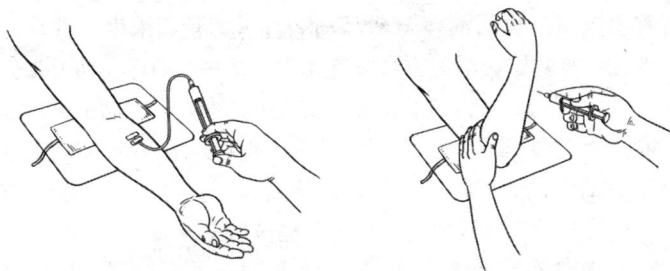

（三）护患配合——评价和指导要点

1. 告知患者静脉注射的目的、方法、药物的作用和副作用及配合要点。

2. 告知患者注射过程及注射后若有不适，及时通知护士。

（四）未雨绸缪——操作的注意事项

1. 选择粗直、弹性好、易于固定的静脉，避开关节和静脉瓣。

2. 推注刺激性药物时，须先用生理盐水引导穿刺。

3. 注射过程中，间断回抽血液，确保药液安全注入血管内。

4. 根据患者年龄、病情及药物性质以适当速度注入药物，推药过程中要观察患者反应。

5. 凝血功能不良者应延长按压时间。

八、密闭式静脉输液

（一）运筹帷幄——评估、计划和观察要点

1. 评估患者的病情、年龄、意识、心肺功能、自理能力、合作程度、药物性质、过敏史等。

2. 评估穿刺点皮肤、血管的状况。

（二）按部就班——操作和实施步骤

1. 衣帽整洁，洗手，戴口罩。

2. 准备用物：治疗盘、常规皮肤消毒用物一套、液体、输液贴、输液器一套、止血带、小垫枕、输液瓶签、输液卡片。

3. 液体配置前将液体、药品分别与执行单核对，抽吸药品前

进行首次查对，包括液体与药品的名称、剂量、浓度、性质、时间、批号、有效期、给药方法及有无配伍禁忌。消毒安瓿并掰开。

4. 将安瓿药液名称朝上，边抽吸边第二次查对药品的名称、剂量、浓度等，抽吸药品后套安瓿，第三次查对药品名称、剂量等。

5. 查对无误后，将药品加入液体后摇匀，再次检查液体有无浑浊、沉淀，填写输液瓶签，倒贴于输液瓶上。

6. 检查输液器完整性及有效期，同时关紧调节器，拧紧各连接处，并与液体连接，准备输液贴。

7. 携用物至床旁，持执行单核对床号、床头卡，询问患者姓名，首次查对执行单与患者姓名、药品瓶签上药品名称、剂量、浓度、时间等准确无误后，将液体瓶挂于输液架上。

8. 协助患者取舒适卧位，选择血管，穿刺部位处上方约6cm处系止血带，常规消毒，范围5×5cm，待干。

9. 第二次查对药品与患者相符后，排气。

10. 嘱患者握拳，针头与皮肤呈15°～30°角斜行进针，见回血后再进入少许，松开止血带，嘱患者松拳，打开调节器，用输液贴固定。

11. 第三次确认药品与执行单各项内容准确无误，调节滴速，撤出小枕、止血带。

12. 协助患者取适体位，整理床单位。

13. 处理用物，分类放置。

14. 洗手，记录输液卡片，处理医嘱。

【操作图解】

1. 检查、打开输液器，插入瓶塞至针根部。

2. 排气一次成功，检查空气是否排尽。

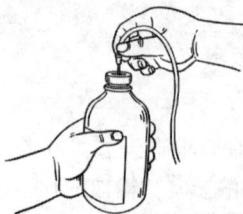

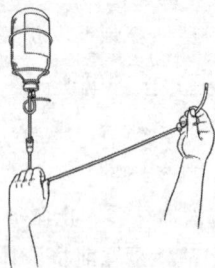

3. 关闭调节夹。

4. 消毒皮肤，直径不小于5cm。

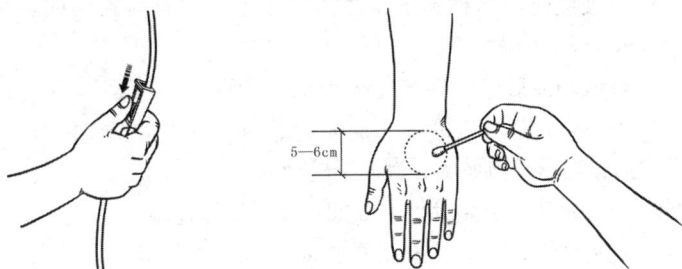

5. 穿刺部位上方6cm处扎止血带，嘱握拳。

6. 安慰、鼓励患者，绷紧皮肤，穿刺（一次性成功）。

7. 输液贴"S"形固定。

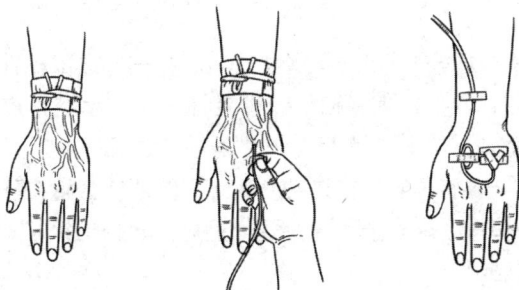

九、密闭式静脉留置针输液

（一）按部就班——操作和实施步骤

1. 衣帽整洁，洗手，戴口罩。

2. 准备用物：注射盘、常规皮肤消毒用物一套、液体、输液贴、输液器一套、止血带、小垫枕、输液瓶签、输液卡片、透明贴膜、密闭式留置针。

3. 液体配置前将液体、药品分别与执行单核对。

4. 抽吸药品前进行首次查对，包括液体和药品的名称、浓度、时间、性质、批号、有效期、给药方法及有无配伍禁忌。消毒安瓿并掰开。

5. 将安瓿药液名称朝上，边抽吸边第二次查对药品的名称、剂量、浓度等。

6. 抽吸药品后进行第三次查对药品名称、剂量等。

7. 查对无误后，药品加入液体后摇匀，再次检查液体有无浑浊、沉淀，填写输液瓶签，倒贴于输液瓶上。

8. 检查输液器完整性及有效期，并与液体连接。

9. 携用物至床旁，持执行单核对床号、床头卡，询问患者姓名，首次查对执行单与患者姓名、药品瓶签上药品名称、剂量、浓度、时间等准确无误后，将液体瓶悬挂于输液架上。连接留置针，初次排气。准备好透明贴膜及输液贴。患者取舒适体位，选择血管，于穿刺处上方约6cm处系止血带，常规消毒皮肤，范围5×5cm，待干。

10. 第二次查对药品与患者相符后，排气。取下护针帽，松动留置针针芯，调整针尖斜面，嘱患者握拳，一手绷紧皮肤，另一手持针斜面向上与皮肤呈15°～30°角进针，见回血后，降低角度为10°左右，再将留置针推进约0.5cm，保证外套管在静脉内，回撤针芯约0.5cm，将套管针全部送入静脉内，抽出针芯，放于锐器回收盒。

11. 松止血带，嘱患者松拳，打开调节器，用透明贴膜妥善固定，注明置管时间。

12. 第三次查对药品与执行单各项内容相符后，执行人签字，根据病情、年龄、药物性质、医嘱调节速度，一般成人40～60滴/min，老人、儿童20～40滴/min。

13. 整理床单位，协助患者取舒适体位。

14. 处理用物，分类放置。

15. 洗手，处理医嘱，记录。

（二）护患配合——评价和指导要点

1. 告知患者操作目的、方法及配合要点。

2. 告知患者或家属不可随意调节滴速。

3. 告知患者穿刺部位的肢体避免用力过度或剧烈活动。

4. 出现异常及时告知医护人员。

（三）未雨绸缪——操作的注意事项

1. 选择粗直、弹性好、易于固定的静脉，避开关节和静脉瓣，下肢静脉不应作为成年人穿刺血管的常规部位。

2. 在满足治疗前提下选用最小型号、最短的留置针。

3. 输注两种以上药液时，注意药物间的配伍禁忌。

4. 不应在输液侧肢体上端使用血压袖带和止血带。

5. 定期换药，如果患者出汗多或局部有出血或渗血，可选用纱布敷料。

6. 敷料、无针接头或肝素帽的更换及固定均应以不影响观察为基础。

7. 发生留置针相关并发症，应拔管重新穿刺，留置针保留时间根据产品使用说明书而定。

十、经外周静脉置入中心静脉导管（PICC）输液

（一）运筹帷幄——评估、计划和观察要点

1. 评估患者的病情、年龄、血管条件、意识状态、治疗需求、心理反应及合作程度。

2. 了解患者既往静脉穿刺史、有无相应静脉的损伤及穿刺侧肢体功能状况。

3. 评估是否需要借助影像技术帮助辨认和选择血管。

4. 了解患者的过敏史、用药史、凝血功能及是否安装起搏器。

5. 置管期间，定期评估穿刺点局部情况、导管位置、导管内回血情况，测量双侧上臂臂围。

（二）按部就班——操作和实施步骤

1. 衣帽整洁，洗手，戴口罩。

2. 用物准备：治疗盘、PICC 导管装置、皮肤消毒用物、生理

盐水、透明贴膜、无菌手术衣、无菌手套两副、皮尺、止血带等。

3. 携用物至患者旁，核对床号、姓名、年龄，确认已签知情同意书。

4. 协助患者平卧，摆放体位，充分暴露穿刺部位，选择最佳穿刺点，最常用贵要静脉（肘窝下两横指）。

5. 预穿刺侧手臂外展与躯干呈 90°角，测量自穿刺点至右胸锁骨关节向下至第三肋间为导管插入长度。肘窝以上 10cm 处测量臂围并记录。

6. 认真进行手消毒，穿无菌手术衣，戴无菌手套，建立无菌区。

7. 消毒范围以穿刺点为中心，直径 20cm，两侧至臂缘；先用乙醇清洁脱脂，待干后再用碘伏消毒 3 遍。

8. 更换无菌手套，铺孔巾，必要时给予穿刺点麻醉。置管前检查导管的完整性，生理盐水预冲 PICC 导管、连接管、肝素帽及穿刺针。

9. 扎止血带，以 15～30°角进行静脉穿刺，见回血后将穿刺针与静脉平行继续推进 0.5cm，保持针芯位置不变向前推进插管鞘。

10. 松开止血带，撤出针芯，固定好插管鞘。将导管自插管鞘缓慢、匀速推进，并嘱患者向穿刺侧手臂转头，下颌贴近局部。

11. 推进导管至预计长度，固定导管位置，撤出插管鞘。撤出支撑导丝，保留体外导管 5cm，其余剪断。

12. 安装连接器及导管，抽回血确定导管位置，安装肝素帽/正压接头，冲管并正压封管。

13. 将体外导管放置呈"S"状或"L"形弯曲，用免缝胶带及透明敷料固定；透明敷料上注明导管的种类、规格、置管深度，日期和时间，操作者姓名；X 线确定导管尖端位置，做好记录。

14. 整理床单位，协助患者取舒适卧位。

15. 处理用物，分类放置。洗手，处理医嘱，记录。

【操作图解】

1. 测量定位，手臂外展 90°。（①上腔静脉测量法：从预穿刺点沿静脉走向量至右胸锁关节再向下至第三肋间。②锁骨下静脉测量法：从预穿刺点沿静脉走向至胸骨切迹，再减去 2 厘米。）测量上臂中段周径。

　2. 在手臂下垫治疗巾，先用 75% 乙醇清洁皮肤脱脂，再用碘伏消毒，消毒范围为预穿刺点上、下 10cm，两侧至臂缘。

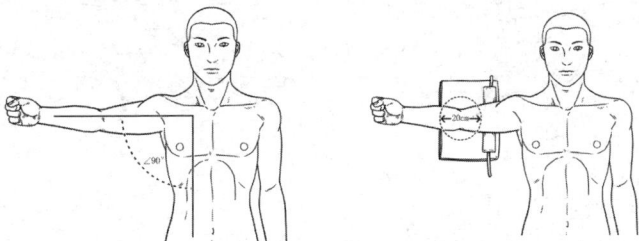

　3. 穿无菌手术衣，更换无菌手套，铺洞巾及治疗巾，扩大无菌区。

　4. 扎止血带（助手），（适时给予鼓励）穿刺（15°～30°的角度）。

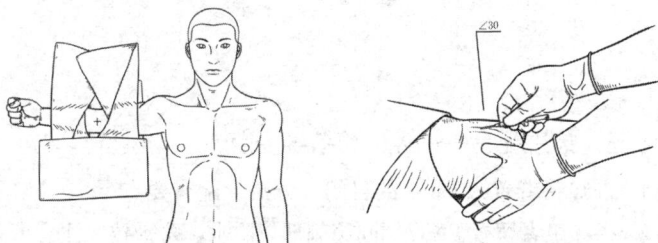

　5 见回血后立即放低穿刺角度，推入导入针，使导入鞘管的尖端也处于静脉内，送入套管。

　6. 松止血带，左手示指固定导入鞘避免移位，中指轻压在套管尖端所处的血管上，从导入鞘管中抽出穿刺针，缓慢、均匀地将 PICC 导管送入静脉。

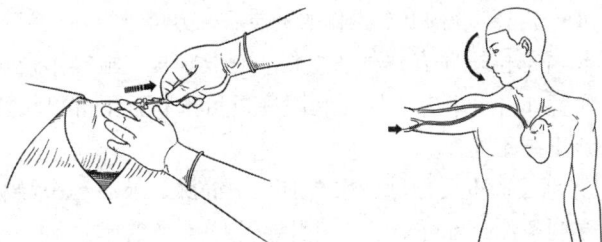

7. 送入预计长度时，退出导入鞘。

8. 指压套管端静脉稳定导管，从静脉内退出套管，撤导丝。

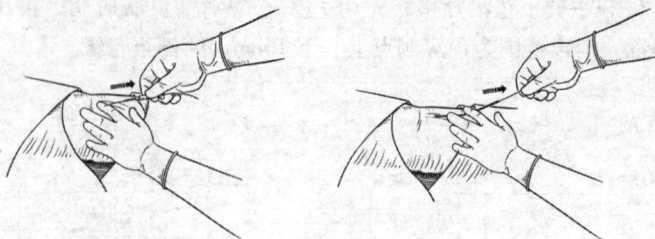

9. 连接输液接头。

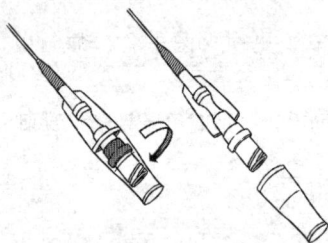

（三）护患配合——评价和指导要点

1. 告知患者置入 PICC 的目的、方法、配合要点。

2. 指导患者留置 PICC 期间穿刺部位防水、防牵拉等注意事项。

3. 指导患者观察穿刺点周围皮肤情况，有异常及时通知护士。

4. 指导患者置管手臂不可过度用力，避免提重物、挂拐杖，衣服袖口不可过紧，不可测血压及静脉穿刺。

5. 告知患者避免盆浴、泡浴。

（四）未雨绸缪——操作的注意事项

1. 护士需要取得 PICC 操作的资质后，方可进行独立穿刺。

2. 留置部位皮肤有感染或损伤。有放疗史、血栓形成史、外伤史、血管外科手术史或接受乳腺癌根治术和腋下淋巴结清扫术后者，禁止在此置管。

3. 穿刺首选贵要静脉，次选肘正中静脉，最后选头静脉。肘部静脉穿刺条件差者可采用 B 超引导下 PICC 置管术。

4. 新生儿置管后体外导管固定牢固，必要时给予穿刺侧上肢适当约束。

5. 禁止使用 <10ml 注射器给药及冲、封管，使用脉冲式方法冲管。

6. 输入化疗药物、氨基酸、脂肪乳等高渗、强刺激性药物或输血前后，应及时冲管。

7. 常规 PICC 导管不能用于高压注射泵推注造影剂。

8. PICC 置管后 24h 内更换敷料，留置 PICC 期间，使用透明贴膜者每 3 天更换一次，如有渗血、出汗等导致的敷料潮湿、卷曲、松脱或破损时立即更换。

9. 新生儿禁止在 PICC 导管处抽血、输血及血制品，严禁使用 10ml 以下注射器封管、给药。

10. 禁止将导管体外部分人为地移入体内。

十一、PICC 导管换药

（一）评估与观察要点

1. 观察患者一般情况，了解穿刺点有无红肿渗出，导管有无脱出打折。

2. 测量患者上臂臂围，告知患者换药目的，取得其配合。评估患者局部皮肤及血管情况。

（二）按部就班——操作和实施步骤

1. 衣帽整洁，洗手，戴口罩。

2. 用物准备：治疗盘、无菌换药包、20ml 注射器、带有外包装的 50ml 生理盐水、正压接头。

3. 核对执行单，携软尺至患者床旁，测量患者上臂臂围，与置管前对照，评估患者，做好解释。

4. 携用物至患者床旁，协助患者摆放体位，臂下垫治疗巾。

5. 固定导管，以 0° 角水平拉伸，180° 角反折去除旧有透明敷料，再次评估穿刺点及导管状况。进行快速手消毒。用乙醇棉棒清洁皮肤，避开穿刺点周围 1cm，达穿刺点上、下（周围）各 10cm，左右达臂缘，顺时针及逆时针交叉进行，共 3 次，充分清洁毛囊根部。固定好导管，使用碘伏棉棒消毒皮肤，范围达穿刺点周围各 10cm，顺时针、逆时针交替进行，消毒 3 次。

6. 进行快速手消毒，将无菌手套包置于清洁区一侧，打开无菌换药包内包皮，建立无菌区。打开注射器、生理盐水和正压接头外包装，以无菌操作技术置入无菌区。

7. 戴无菌手套，用无菌注射器抽吸 20ml 生理盐水，去除正压接头保护帽，预充，排气备用。打开乙醇棉片包装，备用。持无菌纱布去除正压接头，使用乙醇棉片用力擦拭导管接头。

8. 更换正压接头后以脉冲方式封管。

9. 用第一条免缝胶带固定导管连接器。以穿刺点为中心，无张力放置透明敷料后，去除纸质边框，固定；第二条免缝胶带蝶形交叉固定导管连接器；第三条免缝胶带横向加强固定。

10. 使用快速手消毒液进行手消毒，去除口罩，在无菌记录胶带上记录换药日期及时间，并粘贴在透明敷料边缘处。

11. 整理用物，协助患者取舒适体位。

（三）护患配合——评价和指导要点

1. 告知患者如出现肿胀、疼痛等及时通知护士；保持局部清洁、干燥，不能自行撕下透明敷料。

2. 避免置管侧持重物；避免盆浴，并介绍淋浴前的保护方法等。

（四）未雨绸缪——操作的注意事项

1. 换药操作前测量双侧上臂臂围并与置管前对照。

2. 更换敷料时，由导管远心端向近心端除去无菌透明敷料。

3. 记录穿刺部位情况及更换敷料的日期、时间。

4. 禁止将导管体外部分人为地移入体内。

5. 输液接头每周更换一次，如输注血液或胃肠外营养液，需 24 小时更换一次。

6. 冲、封管遵循 SASH 原则：S - 生理盐水；A - 药物注射；

S - 生理盐水；H - 肝素盐水（若禁用肝素者，则实施 SAS 原则）。根据药液选择适当的溶液脉冲式冲洗导管，每 8 小时冲管 1 次；输注脂肪乳、输血等黏稠液体后，用生理盐水 10 ~ 20ml 脉冲正压封管后，再输其他液体；封管时使用 10 ~ 100U/ml 肝素盐水正压封管，封管液量应 2 倍于导管 + 附加装置容积。

十二、中心静脉导管（CVC）维护

（一）运筹帷幄——评估、计划和观察要点

1. 评估患者中心静脉导管固定情况，导管是否通畅。

2. 评估穿刺局部和敷料情况，查看贴膜更换时间、置管时间。

（二）按部就班——操作和实施步骤

1. 衣帽整洁，洗手，戴口罩。

2. 用物准备：无菌换药包、生理盐水、正压接头、10ml 注射器、无菌手套等。

3. 携用物至患者床旁，协助患者摆放体位，暴露穿刺部位，垫一次性治疗巾。

4. 固定导管，以 0° 角水平拉伸，180° 角反折去除旧透明敷料。

5. 进行快速手消毒，用乙醇棉棒清洁皮肤，避开穿刺点周围 1cm，达穿刺点上、下各 10cm，顺时针及逆时针交叉进行，共 3 次，充分清洁毛囊根部。

6. 固定好导管，使用碘伏棉棒消毒皮肤，范围达穿刺点周围各 10cm。顺时针、逆时针交替进行，消毒 3 次。

7. 进行快速手消毒，打开无菌换药包内包皮，建立无菌区。打开注射器、生理盐水和正压接头外包装，以无菌操作置入无菌区。

8. 戴无菌手套，用无菌注射器抽吸 20ml 生理盐水，去除正压接头保护帽，预充，排气备用。打开乙醇棉片包装，备用。持无菌纱布去除正压接头，使用乙醇棉片，用力擦拭导管接头。

9. 消毒接口，更换输液接头后以脉冲式封管。

10. 丝线缝合固定，透明敷料上注明换药日期和时间。

11. 整理用物。

12. 协助患者取舒适卧位。

（三）护患配合——评价和指导要点

1. 告知患者保持穿刺部位清洁、干燥，如贴膜有卷曲、松动或贴膜下有汗液、渗血及时通知护士。

2. 告知患者妥善保护体外导管部分。

（四）未雨绸缪——操作的注意事项

1. 中心静脉导管的维护应由经过培训的医护人员进行。

2. 出现液体流速不畅，使用 10ml 注射器抽吸回血，不应正压推注液体。

3. 输入化疗药物、氨基酸、脂肪乳等高渗、强刺激性药物或输血前后，应及时冲管。

4. 无菌透明敷料每 3 天更换 1 次，纱布敷料常规每日更换 1 次；出现渗血、出汗等导致敷料潮湿、卷曲、松脱或破损时应立即更换。

5. 注意观察中心静脉导管体外长度的变化，防止导管脱出。

6. 冲、封管应遵循生理盐水、药物注射、生理盐水、肝素盐水的顺序原则。

十三、输液泵

（一）运筹帷幄——评估、计划和观察要点

1. 评估患者的病情、意识、过敏史、自理能力、合作程度、穿刺肢体血供状况。

2. 了解药物的作用、副作用及药物配伍禁忌，观察患者用药后的反应。

3. 评估输液泵功能状态。

（二）按部就班——操作和实施步骤

1. 衣帽整洁，洗手，戴口罩。

2. 准备用物：治疗盘、常规皮肤消毒用物一套、液体、输液贴、静脉输液泵、输液器或专用输液泵管，遵医嘱输注药物。

3. 携用物至患者床旁，核对床号、床头卡、询问患者姓名，做好解释，协助患者取舒适体位。

4. 将输液泵固定在输液架上，接通电源。

5. 查对执行单与患者姓名及药品瓶签上的药品名称、剂量、浓度、时间准确无误，将液体悬挂在输液架上，初次排气，关闭调节器。

6. 打开输液泵门，将输液器管装置于泵的管槽内，拉直绷紧，按顺序装好，关上泵门，打开调节器。

7. 打开电源开关，输液泵调至零点，设定输液速度及预置输液总量，进行双人核对。

8. 第二次查对药品与患者相符后，再次排气，进行穿刺，松止血带，按"启动"键，妥善固定。

9. 持执行单第三次查对药品名称、剂量等准确无误。

10. 预置量输完后，按"停止"键，结束输液。拔除针头，取下输液泵。

11. 整理床单位，协助患者取舒适卧位。

12. 处理用物，分类放置，清洁静脉输液泵。

13. 洗手，处理医嘱，记录。

【操作图解】

1. 打开输液辅助用导管，连接于注射器上，排尽空气。

2. 打开输注泵盖。

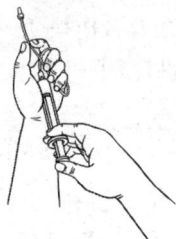

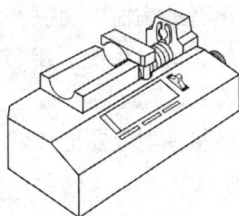

3. 打开注射器夹。

4. 放于输注泵注射器安全支架上。

5. 连接静脉穿刺针。

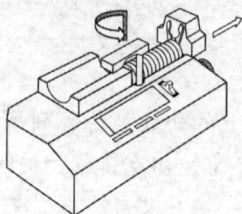

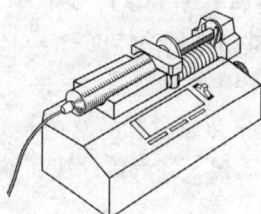

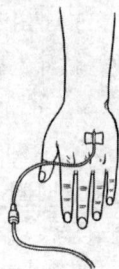

（三）护患配合——评价和指导要点

1. 指导患者应用输液泵的目的、方法及注意事项。

2. 告知患者发生异常情况及时通知护士。

（四）未雨绸缪——操作的注意事项

1. 特殊用药需有特殊标记，避光药物需用避光输液泵管。

2. 使用中，如需更改输液速度，则先按停止键，重新设置后再按启动键；如需打开输液泵门，应先夹闭输液泵管。

3. 根据产品说明使用相应的输液管路，持续使用时，每24小时更换输液管道。

4. 依据产品使用说明书制定输液泵维护周期。

十四、微量注射泵

（一）运筹帷幄——评估、计划和观察要点

1. 评估患者的病情、意识、自理能力及合作程度。

2. 了解患者的过敏史、用药史、药物作用和副作用及药物配伍禁忌，观察用药后反应。

3. 评估微量注射泵功能。

（二）按部就班——操作和实施步骤

1. 衣帽整洁，洗手，戴口罩。

2. 准备用物：治疗车、药物、静脉输液用物、50ml 注射器、

注射泵。

3. 开启注射泵，检查其性能。

4. 检查各类无菌物品有效期、包装有无破损。

5. 核对药液名称、剂量、浓度、性质及有效期，按操作规范配制药液，持执行单与所配制的药液核对。

6. 携用物至床旁，持执行单再次核对并询问患者姓名，做好解释，协助患者取舒适体位。

7. 将注射泵置于输液架上，接通电源，快速用手消毒液洗手。

8. 第二次核对执行单与药液签无误后，将含有注射药液的注射器与注射泵延长管连接，排气。

9. 将注射器固定于注射泵上，有条件者由双人核对，准确无误后，按医嘱设置单位时间内药物的注射量。

10. 消毒输液接头两次，再次排气，将压力延长管与患者静脉通道连接。

11. 启动注射泵，妥善固定压力延长管。

12. 协助患者取舒适体位，整理床单位。

13. 再次核对，记录。

14. 处理用物，洗手，处理医嘱。

15. 注射完毕后，遵医嘱停止注射泵。关闭注射泵，分离输液管路与留置针。

16. 按照操作规程进行冲、封管。整理床单位，洗手。

17. 用清洁毛巾擦拭注射泵，医疗垃圾分类处置。

18. 将注射泵定位存放，定时检测。

（三）护患配合——评价和指导要点

1. 指导患者应用微量泵的目的、方法及注意事项。

2. 告知患者微量泵使用过程中不可自行调节。

3. 告知患者出现异常情况及时通知护士。

（四）未雨绸缪——操作的注意事项

1. 使用注射泵期间，保证用药剂量准确，正确设置参数。

2. 输液过程中密切观察注射泵的工作情况，使之保持通畅，注射器、注射泵延长管与头皮针之间要衔接紧密，防止空气进入。

3. 使用注射泵期间护士应加强巡视，密切观察患者有无用药反应及穿刺局部有无渗液、红肿等，注射泵报警及时处理。

4. 每 24 小时更换注射器、注射泵延长管，如有污染及时更换。

5. 当输入药物或高渗性液体时，输液结束后应采用 0.9% 生理盐水冲、封管。

十五、密闭式静脉输血

（一）运筹帷幄——评估、计划和观察要点

1. 评估患者的年龄、病情、意识状态、自理能力、合作程度。

2. 了解患者的血型、输血史及不良反应史。

3. 评估患者局部皮肤及血管情况。

4. 观察患者有无输血反应。

（二）按部就班——操作和实施步骤

1. 核对医嘱。

2. 取血护士持交叉配血报告单至血库取血，与血库人员共同核对血袋与交叉配血报告单的相关内容：患者姓名、性别、年龄、病案号、科别、床号、血型（含 Rh 因子）、有效期、储血号、交叉配血实验结果及保存血的质量、血量、血袋装置是否完好，在血库相关记录上双人签字。

3. 取血至治疗室，两名医护人员共同逐项核对交叉配血报告单与血袋标签上的相关内容，另核对血袋有无破损，血液颜色是否正常。

4. 衣帽整洁，洗手，戴口罩。

5. 准备用物：治疗盘、常规皮肤消毒用物一套、生理盐水、抗过敏药物、血液、一次性输血器一套、输液贴、输血执行单、交叉配血报告单。

6. 按静脉输液操作流程进行静脉穿刺后输入生理盐水，遵医

嘱给予抗过敏药物，准备输血。

7. 洗手，携输血用物至床旁。

8. 持执行单核对床号、床头卡，询问患者姓名及血型，两名医护人员共同核对交叉配血报告单与血袋标签上的相关内容，再次核对血液是否与患者相符，核对无误，轻摇血袋后消毒血袋导管，插入输血器更换血袋，在输血执行单上双人签字。

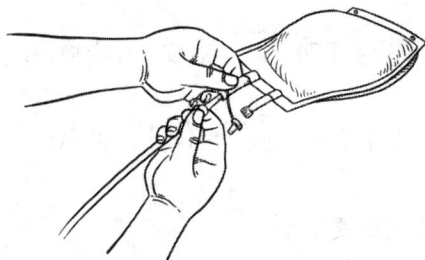

9. 开始时缓慢滴入，速度不超过 20 滴/min，观察 15 分钟后如患者无输血反应，根据病情、年龄及输注血制品成分调节滴速。

10. 输血完毕，用生理盐水冲管，待输血管内血液全部输完后拔针，按压穿刺部位数分钟。

11. 整理床单位，协助患者取舒适卧位。

12. 处理用物，分类放置。血袋低温保留 24 小时。

13. 洗手，处理医嘱，记录，将交叉配血报告单粘贴在病历中。

（三）护患配合——评价和指导要点

1. 告知患者输血的目的、方法，告知患者及家属输血中的注意事项。

2. 告知患者输血反应的表现，出现不适及时通知医护人员。

（四）未雨绸缪——操作的注意事项

1. 血制品不得加热，禁止随意加入其他药物，不得自行贮存，尽快应用。

2. 输注开始后的 15 分钟以及输血过程应定期对患者进行监测。

3. 1 个单位的全血或成分血应在 4 小时内输完。

4. 全血、成分血和其他血液制品应从血库取出后 30 分钟内输注。

5. 连续输入不同供血者的血液制品时，中间输入生理盐水。

6. 出现输血反应立即减慢或停止输血，更换输液器，用生理盐水维持静脉通畅，通知医生，做好抢救准备，保留余血，并记录。

7. 空血袋低温保存 24 小时之后按医疗废物处理。

十六、静脉化疗给药

（一）评估与观察要点

1. 询问患者的既往病史、用药史、过敏史等，了解患者有无全身性疾病。评估患者的一般健康状况，了解其肝肾功能、血常规化验指标及心电图情况。

2. 向患者讲解化疗目的、注意事项、配合的要点、化疗的毒副反应及应对措施等，嘱其排空大、小便，取舒适卧位。

3. 观察局部血管弹性、走行，一般以前臂大血管为佳。

4. 评估局部静脉在 24 小时内有无行静脉穿刺，穿刺肢体有无水肿，是否接受过腋下淋巴结清扫手术、放射治疗或动静脉瘘等。

5. 了解用药方案及剂量，根据药物的性质及血管情况选择适宜的静脉给药通路。

（二）按部就班——操作和实施步骤

1. 准备用物：治疗盘、常规输液用物一套、配制好的化疗药物、乳胶手套一副、防护服。

2. 按静脉输液操作流程进行静脉穿刺后输入 5% 葡萄糖或生理盐水 100ml。

3. 洗手，穿防护服，携化疗给药用物至患者旁。

4. 询问患者姓名，做好解释。

5. 首次查对执行单与患者姓名及药品瓶签上的药品名称、剂量、浓度、时间准确无误，确定静脉输液通畅，局部无渗出。

6. 第二次查对药品与患者相符，戴手套，常规消毒输液袋口，更换化疗药物输液袋。

7. 脱去手套，根据化疗药物的性质及作用机制调节滴速。第三次查对药品与执行单各项内容相符后执行人签字。

8. 化疗药物完全滴入后，用5%葡萄糖或生理盐水50~100ml冲净残余药液。

9. 如为中心静脉给药或保留留置针时应行正压封管。

10. 处理用物，脱去防护衣，统一放到防穿透、防渗漏的密闭化疗专用容器中焚烧处理。

11. 用流动水彻底洗手，处理医嘱并做好记录。

（三）护患配合——评价和指导要点

1. 化疗前2小时适量进餐，保持一定的胃充盈度，不可空腹或过量进食。

2. 加药过程中，穿刺部位如有疼痛感或其他不适时，应立即告诉护士。

3. 告知患者及家属化疗输液速度，不可自行调节滴速。

4. 嘱患者化疗后穿刺部位不可随意热敷，化疗期间定期观察血象变化。

5. 告知患者化疗期间应避免到人群密集的公共场所，预防呼吸道及全身感染性疾病，注意做到劳逸结合，避免体力过度消耗。

6. 教会患者应对化疗毒副反应的方法，化疗期间指导患者合理进食。

（四）未雨绸缪——操作的注意事项

1. 在使用每种新化疗药物之前，应详细阅读药物说明书，以指导准确用药并做好初次化疗患者的宣教工作。

2. 化疗药物配制应采用软包装输液袋，配药时严格执行"三查七对"及无菌操作原则，应根据药物选择适宜的溶酶。

3. 化疗静脉给药一般采用留置针穿刺，对于发泡性化疗药或化疗时间较长时，可考虑应用中心静脉置管。

4. 加药前应确定回血后方可加药，确认回血时，不可采用挤压输液管的方法观察回血。加药中注意做好化疗防护，避免化疗药物对环境造成污染。

5. 采用联合用药时，须防止两种药物相混，一般应间隔20~30分钟。

6. 化疗过程中护士应加强巡视，做好观察记录。

十七、静脉化疗药物外渗处理

（一）运筹帷幄——评估、计划和观察要点

1. 评估外渗化疗药物的性质、剂量、施用部位及局部皮肤情况、疼痛程度。

2. 了解患者的心理状态，向患者解释操作的目的，缓解其紧张、焦虑等情绪反应。

（二）按部就班——操作和实施步骤

1. 衣帽整洁，洗手，戴口罩。

2. 准备用物：治疗盘、常规皮肤消毒用物一套、5ml/10ml注射器、20ml注射器、纱布、弯盘，根据外渗化疗药物种类选择相应的处理药物。

3. 一般刺激性药物：外渗后立即关闭调节器，拔除针头，局部采取33%硫酸镁湿敷。

4. 发泡类和强刺激性化疗药物

（1）立即停止注药及输液，保留针头。

（2）连接20ml注射器，尽量回抽渗漏于皮下的化疗药液。

（3）从保留针头注入相应的化疗药物拮抗剂，然后拔除针头。

（4）用相应的拮抗剂在外渗周围组织行局部皮下封闭注射。

（5）无相应拮抗剂时可拔除针头，用2%利多卡因＋地塞米松5mg作局部封闭。

5. 根据外渗药物的性质，应在12~24小时内局部给予冷敷或热敷。

6. 抬高患肢 48 ~ 72 小时以促进外渗药物吸收。

7. 整理床单位，协助患者取舒适卧位。

8. 按照化疗废弃物处理原则处理用物。

9. 洗手，做好记录。

（三）护患配合——评价和指导要点

1. 告知患者发生药物外渗后必须在护士指导下采用正确的外敷方法，不可自行局部热敷。

2. 嘱患者避免患肢负重，外渗处避免触碰、按揉及清洗。

3. 嘱患者外渗后 48 小时内抬高患肢，并注意休息，此后应鼓励患者尽快恢复活动，防止患肢关节僵硬或神经病变。

4. 告知患者如出现疼痛等不适症状及时通知护士予以处理。

（四）未雨绸缪——操作的注意事项

1. 正确掌握化疗药物对静脉及组织的刺激程度并严格执行化疗给药的操作规程，以防化疗药物外渗引起局部组织损伤。

2. 发泡性的药物一旦发生外渗，必须保留原针头，尽量回抽残留皮下的化疗药物并注入拮抗剂。

3. 封闭注射前应视外渗程度配制适量的药液，并根据药物渗入组织的深度，调整封闭的进针角度，以达到良好效果。

4. 根据外渗药物的作用机制，严格掌握外敷的处理方法，细胞毒类化学药物必须采用冷敷，植物碱类药物采取热敷。

5. 一切污染物品用后立即放至防穿透、防渗漏的密闭化疗专用容器中处理。

一、子宫底高度和腹围测量

（一）运筹帷幄——评估、计划和观察要点

1. 评估孕周、是否为高危妊娠、腹形及腹壁张力。

2. 评估环境温度、光线、隐蔽程度。

3. 评估孕妇的反应。

（二）按部就班——操作和实施步骤

1. 衣帽整洁，洗手。

2. 准备用物：软皮尺。

3. 孕妇排空膀胱，取仰卧屈膝位，合理暴露腹部。

4. 皮尺一端放在耻骨联合上缘中点，另一端贴腹壁沿子宫弧度到子宫底最高点为宫高。

5. 皮尺经脐绕腹 1 周为腹围。

6. 协助孕妇穿好衣服。

7. 整理用物。

8. 洗手，记录。

（三）护患配合——评价和指导要点

1. 告知孕妇测量宫高和腹围的意义及配合事项。

2. 指导孕妇如有不适及时告诉医护人员。

（四）未雨绸缪——操作的注意事项

1. 以厘米为单位。

2. 注意子宫敏感度。

3. 软皮尺应紧贴腹部。

二、四步触诊

（一）运筹帷幄——评估、计划和观察要点

1. 评估孕周及是否为高危妊娠。
2. 评估环境温度、光线、隐蔽程度。
3. 评估孕妇的反应。

（二）按部就班——操作和实施步骤

1. 衣帽整洁，洗手。
2. 至孕妇旁，做好解释，遮挡患者。
3. 协助患者取仰卧屈膝位，暴露腹部。
4. 第一步：检查者面向孕妇，双手置于子宫底部，了解子宫外形、子宫底高度，估计胎儿大小与妊娠周数是否相符，然后以双手指腹相对轻推，判断在子宫底部的胎儿部分。
5. 第二步：检查者两手分别置于腹部左右两侧，一手固定，另一手轻轻深按检查，两手交替，分辨胎背及胎儿四肢的位置。
6. 第三步：检查者右手置于耻骨联合上方，拇指与其余 4 指分开，握住胎先露部，查清是胎头或胎臀，并左右推动，以确定是否入盆。
7. 第四步：检查者面向孕妇足端，两手分别置于胎先露部的两侧，向骨盆入口方向下压再次判断，先露部的诊断是否正确，并确定先露部入盆程度。
8. 协助孕妇穿好衣服。
9. 洗手，记录。

（三）护患配合——评价和指导要点

1. 告知孕妇四步触诊的意义及配合方法。
2. 告知孕妇检查前排尿。
3. 告知患者如有不适及时告诉医护人员。

（四）未雨绸缪——操作的注意事项

1. 动作轻柔，以取得患者配合。

第十一章　孕产期护理

149

2. 注意保暖，保护隐私。

三、胎心音听诊、胎动计数

（一）运筹帷幄——评估、计划和观察要点

1. 评估孕周、胎位及腹部形状。

2. 了解妊娠史及本次妊娠情况。

3. 评估孕周及是否为高危妊娠。

（二）按部就班——操作和实施步骤

1. 衣帽整洁，洗手。

2. 准备用物：胎心听筒或多普勒胎心仪、秒表，医用耦合剂、面巾纸等。

3. 携用物至孕妇旁，做好解释，请其放松配合。

4. 协助孕妇取仰卧位，合理暴露腹部。

5. 四步触诊判断胎背的位置。

6. 用胎心听诊器或胎心多普勒在相应位置听诊胎心，听到如钟表的"咚答"双音后，计数1分钟，同时注意胎心节律并记录。

7. 每天早、中、晚平静状态下各数1小时计数胎动。

8. 3次胎动数相加乘以4，为12小时胎动总数。

9. 胎动计数正常为每小时约3~5次。

10. 如有异常及时通知医生。

11. 协助孕妇穿好衣服。

12. 整理用物。

13. 洗手，记录。

（三）护患配合——评价和指导要点

1. 告知孕妇听诊胎心音的意义和正常值范围。

2. 指导孕妇自我监测胎动。

3. 告知孕妇听诊结果。

（四）未雨绸缪——操作的注意事项

1. 与子宫杂音、腹主动脉音及脐带杂音相鉴别。

2. 胎心 >160/min 或 <120/min 立即吸氧并通知医生。

3. 临产产妇在宫缩间歇期听胎心。

4. 保持环境安静，注意保暖和遮挡。

5. 操作过程中注意观察孕妇有无异常情况，及时处理。

6. 从孕 28 周到临产均应计数胎动，应坚持每日监测。

四、胎心电子监测

（一）运筹帷幄——评估、计划和观察要点

1. 评估孕周、胎位及是否为高危妊娠。

2. 告知监测目的，了解妊娠史及本次妊娠情况。

3. 评估环境光线、温度及隐蔽程度。

（二）按部就班——操作和实施步骤

1. 衣帽整洁，洗手。

2. 准备用物：胎心电子监护仪、医用耦合剂、纸巾。

3. 携用物至孕妇旁，做好解释，核对姓名、床号。

4. 连接电源线，打开电源。

5. 协助孕妇取半卧位或坐位，暴露腹部。

6. 胎心探头涂耦合剂，固定于胎心音最强位置，固定带固定。

7. 宫腔压力探头固定于宫底下约两横指处，固定带固定。

8. 胎动记录器交给孕妇，指导其使用方法。

9. 启动监护仪，无宫缩时将宫腔压力归零。

10. 观察胎心音、宫缩、胎动显示及描述情况，注意有无不适主诉。

11. 整理床单位，擦净耦合剂，协助孕妇穿好衣服。

12. 处理用物，分类放置。

13. 洗手，处理医嘱，记录。

（三）护患配合——评价和指导要点

1. 告知孕妇胎心监护的意义及配合方法。

2. 告知孕妇尽量避免仰卧位，避免空腹监护。

3. 告知孕妇及家属避免在监测仪附近使用手机，以免干扰监测波形。

（四）未雨绸缪——操作的注意事项

1. 固定带松紧适度，注意探头是否有滑脱现象，及时调整部位。

2. 每次监测 20 分钟，如有异常可延长时间，并通知医生。

3. 操作过程如有异常，及时处理。

五、分娩期护理

（一）运筹帷幄——评估、计划和观察要点

1. 了解妊娠经过及既往分娩史、疾病史、心理状态。

2. 评估生命体征、胎心、子宫收缩、宫口扩张、胎头下降、胎膜等情况。

3. 观察胎盘剥离征象、软产道情况、子宫收缩及阴道出血情况。

4. 评估新生儿情况。

（二）按部就班——操作和实施步骤

1. 衣帽整洁，洗手，戴口罩。

2. 准备用物：监测胎心的仪器或听筒，肛查物品及产科接生所需物品等。

3. 核对姓名、床号，做好解释，嘱其放松，取得配合。

4. 协助产妇取舒适体位，适当活动。

5. 鼓励产妇进食。

6. 协助产妇及时排便、排尿。

7. 严密观察产程进展，适时胎心监护，适时肛查。

8. 准备接生及新生儿所需物品。

9. 协助胎儿娩出，行新生儿 Apgar 评分。

10. 协助娩出胎盘并检查是否完整。

11. 胎儿娩出后及时给缩宫素。

12. 检查软产道是否有损伤，必要时缝合会阴伤口。

13. 整理用物，分类放置。

14. 洗手，记录。

（三）护患配合——评价和指导要点

1. 指导产妇配合呼吸减轻疼痛的方法。

2. 指导分娩时的配合要点。

3. 指导并协助产妇与新生儿早接触、早吸吮。

（四）未雨绸缪——操作的注意事项

1. 重视产妇主诉，给予个性化、人性化的全面护理。

2. 胎儿娩出后 2 小时内应密切观察子宫收缩和阴道出血情况，监测血压变化。

3. 鼓励产妇产后尽早自行排尿。

六、外阴部消毒

（一）运筹帷幄——评估、计划和观察要点

1. 评估孕、产妇合作程度及会阴部皮肤状况。

2. 告知外阴消毒的目的，是否排空膀胱。

3. 评估环境温度及隐蔽程度。

（二）按部就班——操作和实施步骤

1. 衣帽整洁，洗手，戴口罩。

2. 准备用物：冲洗桶或壶内置温水、量杯、肥皂水棉球、长镊子、便盆、会阴垫、消毒液棉球。

3. 携用物至孕妇旁，做好解释，遮挡患者。

4. 患者取仰卧外展屈膝位，臀下垫会阴垫。

5. 用肥皂水棉球擦拭外阴部，顺序是小阴唇、大阴唇、阴阜、大腿内上 1/3、会阴体及肛门，温水冲洗两遍，根据外阴情况酌情增加肥皂水棉球擦洗次数。

6. 消毒液棉球擦拭，顺序同上，消毒两遍。

7. 更换会阴垫，整理用物，洗手。

【操作图解】

1. 用持物钳夹肥皂水棉球擦洗，顺序：阴阜→大腿内侧上 1/3 →大阴唇→小阴唇→肛周→肛门。更换棉球进行第二遍擦洗，顺序：小阴唇→大阴唇→肛周→肛门。擦洗过程中注意询问患者感受，适时鼓励患者。

2. 用碘伏棉球消毒外阴，顺序：尿道口→阴道口→小阴唇→大阴唇→阴阜→大腿内侧上 1/3→肛周→肛门（消毒范围勿超过清洁范围），必要时消毒两遍。

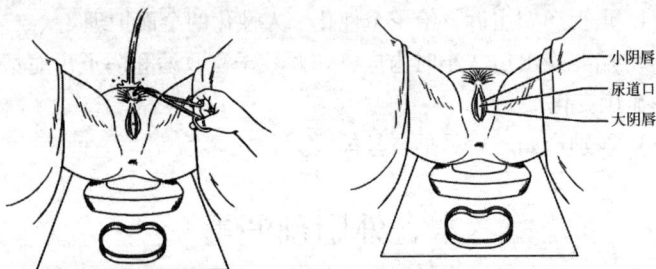

小阴唇
尿道口
大阴唇

（三）护患配合——评价和指导要点

1. 告知孕、产妇外阴消毒的目的及配合要点。

2. 告知孕、产妇不要用手触碰已消毒部位。

（四）未雨绸缪——操作的注意事项

1. 保暖，动作轻柔。

2. 使用消毒棉球前应擦净血渍及分泌物，酌情增加肥皂水棉球擦洗次数。

七、会阴冲洗

（一）运筹帷幄——评估、计划和观察要点

1. 评估患者的病情、自理能力、合作程度。

2. 观察患者的外阴皮肤、黏膜及伤口情况。

3. 观察恶露性质和量。

（二）按部就班——操作和实施步骤

1. 衣帽整洁，洗手，戴口罩。

2. 用物准备：治疗盘、量杯（内盛 41～43℃ 的冲洗液）、弯盘、大棉球、长镊子、便盆、会阴垫。

3. 携用物至产妇旁，核对姓名并解释，取得产妇配合。

4. 协助产妇取仰卧位，双腿屈膝分开，褪去对侧裤腿，盖在近侧腿上。对侧腿用盖被遮盖，露出外阴。

5. 将会阴垫及便器置于产妇臀下。

6. 持量杯，测试冲洗液温度，用镊子夹紧棉球，边擦拭边冲洗。

7. 由内至外，由上而下，先清洁尿道口周围，后清洁肛门，每擦洗一次均应更换棉球。留置尿管者，由尿道口处向远端依次用消毒棉球擦洗。会阴部有伤口者，由伤口处向远端依次用消毒棉球擦洗。

8. 冲洗后用纱布擦干会阴部，协助产妇抬起臀部，取出便盆。

9. 协助产妇穿好衣裤，取舒适卧位，整理床单位。

10. 处理用物，分类放置，洗手。

（三）护患配合——评价和指导要点

1. 告知产妇会阴护理的目的及配合方法。

2. 指导产妇保持外阴清洁，勤换会阴垫。

3. 告知会阴有伤口的产妇应以健侧卧位为宜。

（四）未雨绸缪——操作的注意事项

会阴水肿，切口有红、肿、热、痛、硬结、愈合不良时遵医嘱给予局部治疗，观察治疗效果。

八、母乳喂养

（一）运筹帷幄——评估、计划和观察要点

1. 评估分娩方式、身体状况及乳房情况。

2. 评估掌握母乳喂养方法的程度。

3. 评估新生儿状况、精神状况。

（二）按部就班——操作和实施步骤

1. 衣帽整洁，洗手。

2. 做好解释，使产妇放松，洗手。

3. 协助产妇选择合适体位，合理暴露一侧乳房，清洁乳房及乳头。

4. 新生儿与母亲胸贴胸、腹贴腹、下颌贴乳房。

5. 指导母亲拇指在上，其余四指在下，轻托住乳房，将乳头触及新生儿口唇，诱发觅食反射。当新生儿口张大，舌向下的一瞬间将乳头和大部分乳晕放于新生儿口中。

6. 新生儿停止吸吮，张口后，抽出乳头。

7. 挤出少许乳汁涂在乳头上，自然干燥。

（三）护患配合——评价和指导要点

1. 告知产妇一侧乳房吸空后再吸吮另一侧，两侧交替吸吮。

2. 指导产妇哺乳后将新生儿抱起，轻拍背部 1~2 分钟。

3. 指导按需哺乳。

（四）未雨绸缪——操作的注意事项

1. 哺乳时能看到吸吮动作，听到吞咽声音。

2. 防止乳房堵住新生儿鼻腔。

3. 乳头凹陷者，每次哺乳前牵拉乳头。凹陷严重者，宜用吸奶器吸出后喂哺。

4. 乳头皲裂者，指导产妇先喂哺皲裂较轻一侧。

5. 清洗乳房、乳头，用清水擦洗即可。

九、乳房按摩

（一）运筹帷幄——评估、计划和观察要点

1. 评估母乳喂养知识及技能掌握程度。

2. 评估乳房及乳汁分泌情况。

3. 评估产妇一般状况及自理能力、合作程度。

（二）按部就班——操作和实施步骤

1. 衣帽整洁，洗手。

2. 准备用物：大口清洁容器，毛巾，脸盆。

3. 做好解释，使产妇放松，取得合作。

4. 协助产妇取舒适体位，合理暴露乳房。

5. 清洁乳房及乳头，将热毛巾敷一侧乳房 3～5 分钟后，再开始按摩。

6. 护士一只手置于乳房下托起乳房，另一只手用手掌的大小鱼际从乳房边缘向乳头中心做环形按摩，同时轻轻拍打、抖动，促进乳汁通畅。

7. 将容器靠近乳房，拇指及示指放在距乳头根部 2cm 处的乳晕上，两指相对有节奏地向胸壁方向轻轻下压，反复一压一放，以不引起疼痛为宜。

8. 一侧乳房按摩 3～5 分钟，两侧交替，持续时间以 20～30 分钟为宜。

（三）护患配合——评价和指导要点

1. 告知产妇母乳喂养的相关知识及哺乳的方法。

2. 指导产妇佩戴合适的乳罩。

3. 指导产妇自我按摩乳房的技巧。

（四）未雨绸缪——操作的注意事项

按摩时，既要照顾产妇的感觉，又要达到按摩效果。

十、产褥期保健操

（一）评估与观察要点

了解分娩方式，评估产妇身体状况。

（二）按部就班——操作和实施步骤

1. 衣帽整洁，洗手。

2. 做好解释，使产妇放松，取得其合作。

3. 指导产妇取仰卧位，双手放于身体两侧。

4. 深吸气，腹肌收缩，呼气。

5. 进行缩肛与放松动作。

6. 双腿轮流上举与并举，与身体呈直角。

7. 髋、腿放松，膝稍屈，尽力抬高臀部及背部。

8. 跪姿，双膝分开，双手平放床上，肩肘垂直，做腰部旋转。

9. 全身运动，跪姿，双臂支撑床上，左、右腿向后交替高举。

（三）护患配合——评价和指导要点

1. 产后第 2 天开始，每 1～2 天增加 1 节，每节做 8～16 次。

2. 产后 6 周可选择其他锻炼方式。

（四）未雨绸缪——操作的注意事项

1. 避免进食前后 1 小时内运动。

2. 运动前排空大、小便。

第十二章 新生儿及婴儿护理

一、新生儿沐浴

（一）运筹帷幄——评估、计划和观察要点

1. 评估环境温度。

2. 评估身体及皮肤情况。

（二）按部就班——操作和实施步骤

1. 衣帽整洁，修剪指甲，洗手。

2. 准备用物：治疗盘、皮肤消毒剂、生理盐水、棉签、衣服、浴巾、包被、小毛巾、沐浴液、尿布、沐浴装置等，必要时备眼药、湿巾。

3. 关好门窗，调节室温至 26～28℃

4. 核对腕带信息，检查新生儿一般情况。

5. 撤出尿布，有大便者清洗臀部，脱去衣服。

6. 调试水温，用手腕内侧试水温。

7. 流动水洗浴顺序为由头到脚，先正面后背部。

8. 洗头面部：以左前臂托住新生儿背部，左手掌托住颈部及枕部，将躯干挟于护士左腋下，左手拇指和中指分别将双耳廓向内遮盖住耳孔，洗面部、双耳，洗头部，毛巾擦干。

9. 洗身体部分：①将新生儿颈部枕于护士左手腕，左手握住新生儿左肩部，另一只手依次清洗颈部、上肢、腋下、胸、腹、腹股沟、下肢。②再将右手放于新生儿左腋下，托住前胸，使新生儿呈前倾状，用左手洗背部、臀部，注意皮肤皱褶部位。

10. 洗头部、身体部位的方法：先清水，再沐浴液，最后清水洗净。

11. 洗毕，用毛巾包裹，擦干并给予相应护理。

12. 眼睛护理：用生理盐水棉签从内眦到外眦清洁眼部，每日1~2次，遵医嘱滴入眼药水或眼药膏。

13. 脐部的护理：用无菌棉签蘸干脐轮周围的水，再用蘸有消毒剂的棉签顺时针方向消毒脐根部及脐带残端。如脐轮红肿并有脓性分泌物，要报告医生，并加强护理，必要时送分泌物做细菌培养。

14. 臀部的护理：根据臀红程度不同，采取相应的护理措施。

15. 必要时涂爽身粉于颈下、腋下、腹股沟（女婴不宜）、后背。

16. 兜上尿布，核对腕带，穿好干净衣物。

（三）护患配合——评价和指导要点

1. 指导家属掌握新生儿沐浴方法和注意事项，避免耳、眼、口、鼻进水。

2. 告知家属保持皮肤皱褶处清洁、干燥。

3. 告知新生儿家属保持眼部清洁，预防眼部感染。

4. 告知家属脐带清洁、消毒方法，脐带保持清洁干燥，勿强行剥落脐带，发现异常及时就诊。告知家属预防臀红的方法。

（四）未雨绸缪——操作的注意事项

1. 告知家属避免在喂奶前后 1 小时内沐浴，减少暴露时间，动作轻快。

2. 清洁眼部时一根棉签只能擦拭 1 次，发现异常及时处理，告知家属保持皮肤皱褶处清洁、干燥。

3. 注意观察脐部及周围皮肤的状况，如发现异常及时报告医生，及时处理。保持脐部的清洁、干燥，每日彻底清洁、消毒脐部1~2次，直至脱落。

4. 当新生儿臀红采取暴露法护理措施时要注意保暖，远红外线灯照射时要专人看护。

5. 沐浴过程中观察新生儿反应。

二、经胃、十二指肠管饲喂养

（一）运筹帷幄——评估、计划和观察要点

1. 给奶或给药前查看喂养管的位置、刻度。

2. 观察腹部情况，听诊肠鸣音。

（二）按部就班——操作和实施步骤

1. 衣帽整洁，洗手，戴口罩。

2. 准备用物：注射器、温开水，遵医嘱确定喂奶量。

3. 经胃管饲喂养：①确认胃管在胃内；②抽取胃内残留液，胃内残留液超过管饲奶量的 1/4 时，报告医生酌情减量或禁食。

4. 经十二指肠管饲喂养

（1）用 5ml 注射器抽取十二指肠残留液，检测 pH 在 6～9 之间，确认喂养管在十二指肠内。

（2）十二指肠残留液超过 0.5ml，报告医生酌情减量或禁食。

5. 奶液的温度保持在 38～40℃，缓慢注入，必要时使用营养泵泵入奶液。

6. 管饲后，抽温开水 1～2ml，冲净喂养管。

7. 封闭喂养管末端。

8. 处理用物，洗手，记录。

（三）护患配合——评价和指导要点

告知家属肠内营养的重要性以取得配合。

（四）未雨绸缪——操作的注意事项

1. 使用一次性无菌注射器，严禁重复使用。

2. 每天口腔护理两次，每周更换胃管 1 次。

3. 观察患儿耐受情况。

三、暖箱护理

（一）运筹帷幄——评估、计划和观察要点

1. 评估胎龄、日龄、出生体重，观察生命体征。

2. 告知家属应用暖箱治疗的必要性。

（二）按部就班——操作和实施步骤

1. 衣帽整洁，洗手，戴口罩。

2. 备用暖箱，性能良好。

3. 暖箱使用前核对腕带信息。

4. 检查暖箱各项数值，提示是否正常。

5. 水槽内加入适量蒸馏水，暖箱湿度一般保持在 55% ~ 65%。

6. 根据患儿体重设定暖箱温度，进行核对，准确无误。一般体重在 1501 ~ 2000g 者，暖箱温度在 30 ~ 32℃；体重在 1001 ~ 1500g 者，暖箱温度在 32 ~ 34℃；体重≤1000g 者，暖箱温度宜在 34 ~ 36℃。

7. 患儿穿单衣、裹尿布后放入暖箱。关好暖箱门，记录入箱时间。

8. 密切观察患者的面色、呼吸、心率、体温变化，随体温变化调节暖箱的温度。患儿体温一般在 36 ~ 37℃。每日固定测患儿体重一次。

9. 交接班时应交接暖箱使用及运行情况。

10. 每日清洁暖箱，水槽内蒸馏水每日更换一次。

11. 出暖箱操作：①切断电源；②放掉水槽内的蒸馏水；③终末消毒：打开暖箱，卸下一切可卸部件，500mg/L 含氯消毒剂溶液浸泡清洁；湿化水盒和出水口使用刷子刷洗，500mg/L 含氯消毒剂溶液浸泡 30 分钟，清水冲洗后擦拭干净，晾干，用婴儿床单位臭氧消毒机照射 30 分钟后备用。

（三）护患配合——评价和指导要点

告知家属不可随意调节暖箱温度，不可随意开暖箱门。

(四）未雨绸缪——操作的注意事项

1. 暖箱应避免阳光直射，冬季避开热源及冷空气对流处。

2. 使用暖箱时室温不宜过低。

3. 治疗护理应集中进行，如需抱出患儿时，注意保暖，动作轻柔。

4. 每周更换暖箱并进行彻底消毒，定期进行细菌学监测。经常检查，暖箱出现异常及时处理。

四、新生儿蓝光疗法

（一）运筹帷幄——评估、计划和观察要点

1. 观察新生儿全身皮肤情况、黄染程度，了解每日血清数值。

2. 测量新生儿体温、呼吸、脉搏、血压指标，出入量是否均衡。

（二）按部就班——操作和实施步骤

1. 衣帽整洁，洗手，戴口罩、墨镜。

2. 准备用物：备用蓝光箱（水箱内加蒸馏水至2/3满，温度28～30℃，湿度50%～65%）、新生儿护眼罩、尿布。

3. 核对腕带信息。

4. 清洁皮肤，戴护眼罩，除会阴部用纸尿裤遮盖外，其余均裸露，男婴注意保护阴囊。关好边门，灯管距离新生儿皮肤为33～50cm。

5. 记录入箱时间及灯管开启时间。

6. 根据体温调节箱温，体温保持在36～37℃为宜。

7. 密切观察患儿光疗反应，皮肤有无皮疹，有无破损及颜色改变，患儿的精神状态。

8. 严密观察患儿体温及箱温变化，每2～4小时测体温一次，若患儿体温超过38.5℃，可遵医嘱暂停光疗，待体温恢复正常后再继续。

9. 保持患儿的清洁，患儿呕吐，流泪，出汗，大、小便等污

染应及时清除，以免影响疗效，并注意患儿体位变化。

10. 单面光疗应定时翻身，每4小时改变体位一次。

11. 出箱操作：①切断电源；②摘掉新生儿眼罩，进行全身沐浴或擦身，观察皮肤黄疸情况，仔细检查患儿皮肤有无破损及眼部情况，观察有无光疗不良反应并记录；③衣服穿着舒适；④光疗后记录出蓝光箱时间及灯管照射时间；⑤终末消毒：将水箱中水倒尽，95%乙醇擦拭灯管。用含有效氯500mg/L消毒液擦净蓝光箱，再用清水擦净后使用臭氧消毒器或紫外线消毒后备用。

（三）护患配合——评价和指导要点

告知家属患儿皮肤不要擦抹爽身粉或油剂。

（四）未雨绸缪——操作的注意事项

1. 光疗过程中随时观察患儿眼罩、会阴遮盖物完好，皮肤无破损。

2. 保证水分及营养供给，每日测体重一次。

3. 注意保暖，夏天防止过热。

4. 灯管应保持清洁并定时更换。

五、新生儿复苏

（一）运筹帷幄——评估、计划和观察要点

1. 了解产妇妊娠史、新生儿是否足月、羊水性状。

2. 评估新生儿 Apgar 评分，判断新生儿有无自主呼吸。

（二）按部就班——操作和实施步骤

1. 将新生儿置于远红外复苏台上保暖，或因地制宜采取保暖措施。

2. 快速擦干全身，头轻度向后仰，头部处于"鼻吸气位"。

3. 清理呼吸道分泌物，再次判断有无自主呼吸。

4. 必要时给予刺激（用手拍打或用手指轻弹新生儿足底或摩擦背部，诱发自主呼吸）。如新生儿仍无呼吸或喘息样呼吸，给予正压通气。

5. 选择适宜面罩扣住口鼻，给予气囊面罩正压通气，按压频率40～60次/min，氧流量5～10L/min，按压与放松气囊的持续时间比为1:2。

6. 经30秒气囊面罩正压通气后，如心率＜60次/min，开始胸外按压，操作者将一手拇指或示指、中指置于新生儿胸骨体下1/3（两乳头连线下方），按压深度为胸廓前后径的1/3。同时进行正压通气，胸外按压与正压呼吸的比例为3:1（胸外按压90次/min，正压呼吸30次/min）。

7. 胸外按压和正压通气30秒后应重新评估心率，如心率仍＜60次/min，除继续胸外按压外遵医嘱使用肾上腺素。

8. 若有自主呼吸，心率＞100次/min，皮色红润可密切观察。有条件应测血氧浓度。

（三）未雨绸缪——操作的注意事项

1. 持续气囊面罩正压通气时间较长时可产生胃充气，可插入新生儿胃管，用20ml注射器抽吸胃内容物及气体。

2. 早产儿吸入氧浓度应＜40%。

3. 注意保暖，动作轻柔，复苏后密切监护。

六、身高、体重测量

（一）运筹帷幄——评估、计划和观察要点

评估胎龄、月龄、病情、精神状态及合作程度。

（二）按部就班——操作和实施步骤

1. 用物准备：测量身高的工具，婴儿磅秤，清洁的纸垫或布垫等。

2. 身高测量

（1）选择合适的测量工具，将清洁垫铺于测量板上。

（2）选用仰卧位身长测量法。仰卧于测量板中线上，头顶部接触测量板顶端，双手自然放置于身体两侧，双脚并拢，测量者按住患儿双膝，右手推动滑板贴至双足底部。

（3）整理衣服，记录身高测量数据。

3. 体重测量

（1）将清洁垫铺于婴儿磅秤上，调整零点。

（2）核对婴儿腕带，脱去婴儿衣服及尿裤或尿布。将婴儿平稳地放在磅秤上，注意安全，待指针稳定后读数。

（3）穿好衣服，兜上尿布，核对腕带，记录体重。

4. 处理用物，洗手。

（三）护患配合——评价和指导要点

告知家长测量时的配合方法，应空腹测量体重。测量时注意患儿安全和保暖。

（四）未雨绸缪——操作的注意事项

1. 测量身高时，测量者应站于婴儿一侧，眼睛要与滑板处于同一水平再读数。不宜选用塑料尺。

2. 测量体重前磅秤调至零点。两次体重相差较大时，应重新测量。

3. 1 个月后婴儿计量单位为 kg。

4. 不合作的婴儿，测量者可将婴儿抱起一同测量，测量后再减去测量者的体重及患儿的衣服。

5. 体温低或病重患儿，可着衣物一同测量，测量后再减去衣物重量。

七、头围、胸围、腹围测量

（一）运筹帷幄——评估、计划和观察要点

评估病情、意识状态、合作程度。

（二）按部就班——操作和实施步骤

1. 衣帽整洁，洗手。

2. 准备用物：软尺。

3. 护士温暖自己的双手打开包被或脱去衣服。

4. 头围：软尺零点放于眉弓连线的中点，沿眉毛、枕骨粗隆

绕回到眉弓连线中点读数。

5. 胸围：脱去衣服平放于操作台上，两臂下垂，均匀呼吸，软尺上缘经背侧两肩胛骨下角下缘绕至胸前两乳头连线的中点测量。

（1）呼气末吸气开始前为平静状态下胸围。

（2）深吸气末为吸气胸围。

（3）深呼气末为呼气胸围。

6. 腹围：解开上衣露出腹部，松开腰带，平脐将软尺环绕腰部 1 周，待呼气末读数。

7. 穿好衣服，记录测量数据。

（三）护患配合——评价和指导要点

告知患儿家属测量时的配合方法。

（四）未雨绸缪——操作的注意事项

1. 注意保暖，安静状态下测量。

2. 软尺贴紧皮肤，左右对称，不宜选用塑料尺。

第十三章 急救技术

一、成人院前心肺复苏

（一）运筹帷幄——评估、计划和观察要点

1. 确认现场环境安全。

2. 确认患者无意识、无运动、无呼吸（终末叹气应看作无呼吸）。

（二）按部就班——操作和实施步骤

1. 准备用物：徒手，有条件准备纱布、木板。

2. 双手轻拍伤病员肩部，在其左右耳大声呼唤。

3. 若没有反应，可判断意识丧失，立即求助他人帮助，记录时间。

4. 触摸颈动脉 5～10 秒钟，判断患者有无脉搏。如无脉搏搏动，立即进行胸外按压。

5. 置患者于心肺复苏体位，暴露胸腹部，松开腰带。

6. 术者将一手掌根部紧贴在患者双乳头连线中点或胸骨中下 1/3，另一手掌根部重叠放于其手背上，双臂伸直，垂直按压，使胸骨下陷至少 5cm。每次按压后使胸廓完全反弹，放松时手掌不能离开胸壁。按压频率至少 100 次/分。

7. 观察口腔，如有异物，将头偏向一侧并清除。

8. 采取仰头抬颏法开放气道，快速判断患者有无呼吸。患者无自主呼吸时，立即进行口对口人工呼吸，吹气两次，吹气的同时观察胸廓起伏。

9. 胸外按压与人工呼吸之比为 30∶2。

10. 以同样方法操作 5 个循环，再次判断颈动脉搏动及自主

呼吸。

11. 如出现复苏有效指征（如可触及颈动脉搏动、意识逐渐恢复、自主呼吸恢复、颜面和口唇由紫色转为红润、瞳孔由大变小），则进行高级生命支持；如未成功则继续进行 CPR，评估时间不超过 10 秒。

（三）操作图解

1. 确认患者意识丧失，患者无呼吸或无正常呼吸（仅有喘息）、无确定的大动脉搏动，立即呼救。

2. 托起下颌。

3. 判断呼吸。

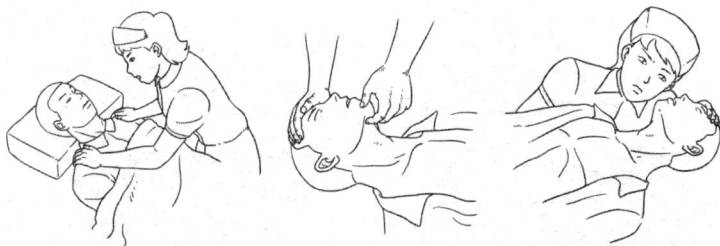

4. 立即进行胸外心脏按压，抢救者将左手掌根部按在患者胸骨中下 1/3 交界处，右手掌根重叠放在左手背上，十指相扣，使全部手指脱离胸壁。

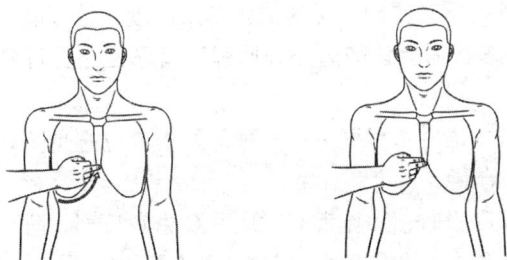

5. 双肘关节伸直，利用上身重量垂直下压，使胸骨下陷至少 5cm，而后迅速放松，使胸廓完全回弹，反复进行。放松时手掌根部不能离开胸壁。

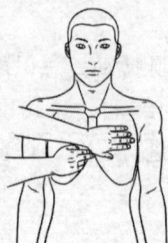

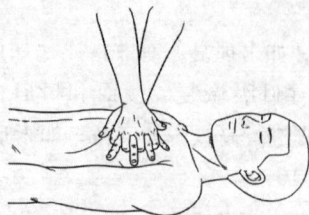

6. 口对口人工呼吸：以拇指和示指捏住患者鼻孔，双唇包绕患者口部形成封闭腔，吹气，时间 >1 秒钟，用眼睛余光观察患者胸廓是否抬起。吹毕，松开鼻孔，侧转换气（正常呼吸而不是深呼吸），注意观察胸廓复原情况。

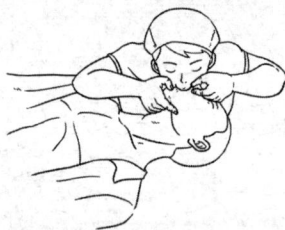

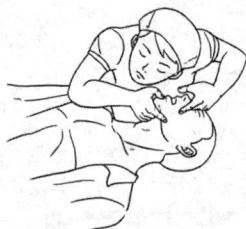

（四）未雨绸缪——操作的注意事项

1. 按压时，肩、肘、腕在一条直线上，并与患者身体长轴垂直，按压时，手掌掌根不能离开胸壁。

2. 胸外按压时要确保足够的频率及深度，尽可能不中断胸外按压，每次按压后要让胸廓充分回弹，以保证心脏得到充分的血液回流。

3. 开放气道时，对疑有头、颈部外伤者应避免抬颈，以避免进一步损伤脊髓。

4. 人工呼吸时，操作者双唇应紧贴患者口部，防止漏气，吹气后应放松捏鼻孔的手指，使气体从患者肺内排出。

5. 吹气时应有足够的气量，以使胸廓抬起，但一般不超过 1000ml。吹气时防止过猛、过大。

6. 吹气时间宜短，约占一次呼吸周期的 1/3。

7. 复苏过程中应密切观察患者的病情变化，判断效果。

二、成人双人院内心肺复苏

（一）按部就班——操作和实施步骤

1. 轻拍伤病员肩部，在其左、右耳边大声呼唤。

2. 如患者没有反应，可判断其意识丧失，立即呼叫其他人帮助，并记录时间。

3. 触摸颈动脉，判断时间＜10秒。

4. 将伤病员置于心肺复苏体位。

5. 暴露胸腹部，松开腰带。

6. 一名护士进行胸外心脏按压，按压频率至少100次/分，步骤同成人院前心肺复苏。

7. 另一名护士取下床头挡板，观察口腔，如有异物，将头偏向一侧并清除。

8. 采用仰头举颏法开放气道，头部后仰呈90°，同时快速判断有无自主呼吸，将简易呼吸器连接氧气，氧流量调至10～12L/min，将面罩扣住口鼻，用"CE"手法固定面罩。挤压气囊1秒，通气频率为8～10次/min。

9. 二人协调配合，心脏按压30次为一个循环，连续操作5个循环后，再次评估患者呼吸、循环体征。

10. 如出现复苏有效指征（如可触及颈动脉搏动、意识逐渐恢复、自主呼吸恢复、颜面和口唇由紫绀转为红润、瞳孔由大变小），则进行高级生命支持。

11. 如未成功则继续进行CPR，评估时间不超过10秒。

12. 整理床单位，协助患者取舒适体位。

13. 处理用物，简易呼吸器装置进行消毒。

14. 洗手，做好抢救记录。

（二）护患配合——评价和指导要点

1. 患者成功复苏后，告知患者卧床休息、保持情绪稳定，同时积极配合治疗。

2. 对于意识不清、躁动者，告知家属将予以适当约束，防止意外发生，取得理解和配合。

（三）未雨绸缪——操作的注意事项

1. 按压应确保足够的速度与深度，尽量减少中断，如需安插人工气道或除颤时，中断不应超过10秒。

2. 成人使用1~2L的简易呼吸器，如开放气道，无漏气，1L简易呼吸器挤压1/2~2/3，2L简易呼吸器挤压1/3。

3. 如患者没有人工气道，吹气时稍停按压；如患者插有人工气道，吹气时可不暂停按压。

三、非同步电除颤

（一）运筹帷幄——评估、计划和观察要点

1. 评估患者是否突然发生意识丧失、抽搐、发绀、大动脉搏动消失。

2. 了解心电图示波为室颤、室速、室扑图形。

（二）按部就班——操作和实施步骤

1. 呼叫寻求帮助，记录时间。

2. 准备用物：除颤仪、电极板、导电糊、抢救用物。

3. 患者取仰卧位，充分暴露心前区。

4. 涂导电糊于电极板上。

5. 打开除颤仪开关，设置除颤电量，充电。

6. 将一电极板紧贴于患者右侧锁骨下方即心底部，另一电极板置于左侧乳头的外侧即心尖部。

7. 再次观察并确认心电监护为室颤，告知在场人员离开病床，同时术者身体离开患者床单位，双手同时按压放电按钮进行除颤。

8. 放电后立即进行心电示波观察，如转为窦性心律，记录心电图。如除颤一次无效后可重复进行。除颤结束后关机。

9. 擦净患者皮肤，整理用物及床单位。

10. 记录电除颤的时间、使用能量、患者生命体征及心电示波

改变。

11. 擦净电极板。

12. 洗手，处理医嘱。

13. 使用后的除颤器应进行自检，各项参数合格，系统检测完毕，关机。

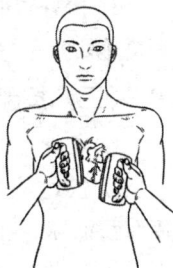

（三）未雨绸缪——操作的注意事项

1. 除颤时应远离水及导电材料。

2. 清洁并擦干皮肤，不能使用乙醇及含有苯基的酊剂或止汗剂。

3. 手持电极板时，两极不能相对，不能面向自己。

4. 放置电极板部位应避开瘢痕、伤口。

5. 如电极板部位安放有医疗器械，除颤时电极板应远离医疗器械至少2.5cm。

6. 患者取右侧卧位时，STERNUM手柄电极置于左肩胛下区与心脏同高处，APEX手柄电极置于心前区。

7. 安装有起搏器的患者除颤时，电极板距起搏器至少10cm。

8. 如果一次除颤后不能清除室颤，则移开电极板后应立即进行胸外按压。

9. 操作后保留并标记除颤时自动描记的心电图。

10. 使用后将电极板充分清洁，及时充电备用，定期充电并检查性能。

四、洗胃机洗胃

（一）运筹帷幄——评估、计划和观察要点

1. 评估患者的生命体征、意识状态、合作程度，有无洗胃禁忌证。

2. 评估患者摄入毒物的种类、剂量、时间，询问是否曾经呕吐以及入院前是否采取其他处理措施，并询问既往是否有胃部疾病史及心脏病史。

3. 检查胃潴留程度，了解就诊前有无呕吐，是否采取其他处理措施。

（二）按部就班——操作和实施步骤

1. 衣帽整洁，洗手，戴口罩。

2. 快速备齐用物：洗胃机、治疗盘、弯盘、镊子、纱布、液体石蜡油球、颌下巾、牙垫、无菌手套，另备胃管、灌注器，按需备 35～38℃洗胃液，必要时备听诊器、开口器、舌钳。

3. 携用物至床旁，遮挡患者。

4. 接通电源，测量洗胃液水温（35～38℃）。

5. 将出水管、洗胃管、进水管分别与洗胃机的排液口、胃管口、进液口连接，末端置入清水中。

6. 开机循环 2～3 次以排出管内气体，将出水管路放入污水桶内。

7. 清醒患者取坐位或半卧位，中毒较重患者取左侧卧位。

8. 打开洗胃包，铺治疗巾于颌下，取下义齿，垫牙垫。

9. 戴手套，测量胃管置入深度（前额发际至剑突下），读取刻度，润滑胃管前端，由口腔置入约 45～55cm。

10. 证实胃管在胃内后，妥善固定。必要时遵医嘱留取毒物标本及时送检。

11. 连接洗胃机与胃管。

12. 打开洗胃机开关，机器自动吸出胃内容物，注入洗胃液，每次灌洗胃液 300～500ml，反复冲洗直至洗净为止。

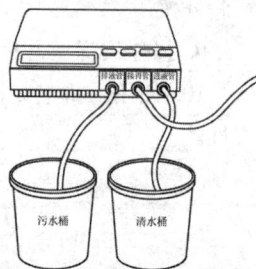

13. 关机，分离洗胃机，反折胃管并拔出。如需反复洗胃者，可保留胃管。

14. 协助患者漱口，必要时清洗头发或全身浴，取舒适卧位。

15. 处理用物，清洁洗胃机及管路，保持备用状态。

16. 洗手，记录。

（三）未雨绸缪——操作的注意事项

1. 呼吸、心跳骤停者，应先复苏，后洗胃。

2. 洗胃前应检查生命体征，如有呼吸道分泌物增多或缺氧，应先吸痰，再插胃管洗胃。

3. 应尽早开通静脉通道，遵医嘱给药。

4. 当中毒性质不明时，抽出胃内容物送检，洗胃液可选用温开水或等渗盐水，待毒物性质明确后，再使用拮抗药。

5. 洗胃时，注意观察灌入液与排出液是否相等，排出液的颜色、气味、性质，一旦排出液呈血性或患者感觉腹痛，血压下降，应立即停止洗胃，及时通知医生予以处理。

6. 洗胃完毕，胃管宜保留一定时间，以利再次洗胃，尤其是有机磷中毒者，胃管应保留 24 小时以上，便于反复洗胃。

7. 强酸、强碱及腐蚀性药物中毒时禁忌洗胃，胃癌、食管阻塞、胃底食管静脉曲张及消化性溃疡患者慎洗胃。

下　篇

专科技术护理要点

一、入院患者的护理要点

（一）观察要点

1. 了解并观察患者的疾病情况。

2. 评估患者皮肤、意识状态、饮食、睡眠、生活自理情况及是否有跌倒的危险。

3. 询问患者有无过敏史。

（二）护理要点

1. 备好床单位，根据病情准备好急救物品和药品。

2. 向患者进行自我介绍，妥善安置患者于病床。

3. 填写患者入院相关资料。

4. 通知医生接诊。

5. 测量患者生命体征并记录。

6. 遵医嘱实施相关治疗及护理。

7. 完成患者清洁护理。

8. 完成入院护理评估。

（三）指导要点

1. 向患者介绍主管医生、护士、病区护士长。

2. 介绍病区环境、作息时间及探视制度。

3. 有跌倒危险的患者应当介绍注意事项。

二、出院患者的护理要点

（一）观察要点

评估患者疾病恢复状况，做好记录。

（二）护理要点

1. 确认出院日期。

2. 诚恳听取患者住院期间的意见和建议，以便改进工作。

3. 患者出院后终止各种治疗和护理，做好出院登记。

4. 送患者出病房。

5. 整理出院病历。

6. 患者床单位按出院常规处理。

（三）指导要点

1. 完成出院健康指导。

2. 针对患者病情及康复程度制定康复计划，包括出院后未雨绸缪——操作的注意事项、带药指导、饮食及功能锻炼等。

3. 告知患者复诊时间及地点。

三、高热患者的护理要点

（一）观察要点

1. 监测体温变化：体温超过 38.5℃，遵医嘱给予物理降温或药物降温，30~60 分钟后复测体温。

2. 注意水、电解质平衡：了解血常规、血容比、血清电解质等变化。在患者大量出汗、食欲不佳及呕吐时，应密切观察有无脱水现象。

3. 观察末梢循环情况，高热而四肢末梢厥冷、发绀等提示病情加重。

4. 观察并发症注意有无抽搐、休克等情况的发生。

（二）护理要点

1. 安置患者卧床休息，有谵妄、意识障碍时应加床档，注意安全。

2. 保持室内温、湿度适宜，空气新鲜，定时开放通风。

3. 遵医嘱正确应用抗生素，保证按时、足量，现用现配。

4. 提供高维生素、高热量、营养丰富、易消化的流食或半流食。

5. 每日酌情口腔护理 2~3 次或进食前后漱口。

6. 注意皮肤清洁卫生，穿棉质内衣、保持干燥。

7. 注意患者心理变化，及时疏导，保持患者心情愉快，使之处于接受治疗、护理的最佳状态。

（三）指导要点

1. 指导患者食用易消化、高碳水化合物、低蛋白的饮食，多饮水。

2. 指导患者穿着宽松、棉质、通风的衣服，以利于排汗。

3. 指导患者了解发热的处理方法。

4. 告诉患者忌自行滥用退热药及消炎药。

四、昏迷患者的护理要点

（一）观察要点

1. 严密观察体温、脉搏、呼吸、血压、瞳孔大小、对光反应。

2. 评估格拉斯哥意识障碍指数及反应程度，了解昏迷程度，发现变化立即报告医师，按要求记好护理记录。

3. 观察患者水分与电解质的平衡，记录出入量，作为指导每日补液量的依据。

（二）护理要点

1. **呼唤患者** 操作时，首先要呼唤其姓名，解释操作的目的及注意事项。

2. **建立并保持呼吸道通畅** 取侧卧位，头偏向一侧，随时清除气管内分泌物，备好吸痰用物，随时吸痰。

3. **早期进行康复** 保持肢体良好位，定期给予肢体被动活动与按摩。

4. **促进脑功能恢复** 抬高床头 30°～45°或给予半卧位姿势，遵医嘱给予药物治疗。

5. **维持正常排泄功能** 定时检查患者膀胱有无潴留，导尿者或更换尿袋时应注意无菌及清洁技术。定时给予床上便器使用，协助按摩下腹部促进排便。

6. **维持清洁与舒适** 取出义齿、发卡，修剪手指甲；餐后进行口腔护理；定时进行床上擦浴和会阴冲洗，更换清洁衣服。

7. 注意安全　躁动不安者应加床档，若出现极度躁动不安者，适当给予约束；意识障碍伴高热抽搐、脑膜刺激征时，应给予有效降温并放置牙垫，防止咬伤舌颊部；固定各种管路，避免滑脱。

8. 预防肺部感染　定时翻身拍背，刺激患者咳嗽，及时吸痰，注意口腔护理。保暖，避免受凉。

9. 预防压疮　使用气垫床骨突出部分加用海绵水垫，保持床单位清洁、平整，每 1～2 小时翻身一次。

10. 眼部护理　摘除隐形眼镜交家属保管。患者眼睑不能闭合时，定时用生理盐水滴眼后，给予眼药膏使用加盖纱布。

（三）指导要点

指导患者及其家属进行相应的意识恢复训练。

五、气管插管的护理要点

（一）观察要点

1. 观察神志、瞳孔、心率、血压、SpO_2变化。

2. 注意呼吸频率、节律、深浅度及自主呼吸与呼吸机辅助呼吸的配合情况。

3. 呼吸机通气过度可导致血压下降，此时可适当将呼吸机参数及时进行调整。

4. 每日行动脉血气分析，了解 pH、PaO_2、$PaCO_2$的变化，根据变化调节呼吸机参数。发现酸、碱中毒时，及时对症处理。

5. 观察痰量及性状，了解有无肺部感染或肺水肿等。

（二）护理要点

1. 基础护理

（1）如无禁忌证，以床头抬高 30°以上为宜，以减少反流和误吸。

（2）加强口腔护理，每天两次，预防霉菌感染和口腔溃疡，做口腔护理前要检查气囊充气是否良好，以防误吸。

（3）昏迷者保持肢体功能位置，并进行被动功能锻炼，以促进血液循环、增加肌肉张力、预防静脉血栓、加强皮肤护理。

（4）眼睑不能闭合者可用凡士林纱布保护角膜。

（5）保持静脉通道畅通，保证营养及电解质的补充，维持水、电解质及酸碱平衡。

2. 气管内导管的护理

（1）**护理记录** 需记录的项目有插管日期和时间、插管人的姓名、导管型号、插管途径、导管插入的深度、气囊的最佳充气量等。

（2）**保持气道通畅，维持通气及氧合** 患者口中应放入防咬垫，防止患者咬破气管内导管和舌头，根据患者病情，给予适量的止疼药及镇静剂。

（3）**气囊管理** 定时监测气囊压力，在给气囊放气前或拔除导管前，必须清除气囊上滞留物。

（4）**气道湿化** 建立人工气道后，上气道的温化、湿化功能缺失，易导致痰液潴留、结痂等并发症，所以应加强气道湿化，保证患者吸入气温度在 $32 \sim 37℃$。

（5）**及时清除气道内分泌物** 结合物理治疗的方法，应用无菌技术有效地去除痰液。

（6）**呼吸机的监护** 保持呼吸机各管道通畅，注意观察通气量及气道压力显示，若通气量下降，表示气道密闭不严，应调整体位，并使气囊重新充气；若气道压力上升，提示有痰液堵塞气道，应立即吸痰。

（三）指导要点

（1）患者发生缺氧和呼吸困难时，如果不能马上找到原因，应立即脱开呼吸机，用简易呼吸器辅助通气。

（2）为减少气囊对气管壁的压力，在充气时可采用两种方法：最小漏气技术（MLT）或最小闭合容量技术（MOV）。

（3）拔除导管前必须使用气囊上滞留物清除技术。

（4）注意保持湿化器中蒸馏水量，并及时清理呼吸机管道中的积水。

（5）吸痰前应与患者进行有效地沟通，减少患者的焦虑和紧张。

六、气管切开术后的护理要点

（一）观察要点

1. 注意倾听患者主诉，观察其生命体征的变化，对气管切开患者应加强巡视，因气管切开后三天内尚未形成良好瘘管，床旁应备气管切开包。

2. 出血　多因损伤颈前动脉、静脉、甲状腺等，术后止血不彻底，或结扎血管的线头脱落，引起出血。术后少量出血，可在伤口内放置明胶海绵，或于气管套管周围填入止血纱条，压迫止血。若出血过多，应检查伤口，重新结扎出血点。偶有因气管套管下端磨破无名动脉、静脉，导致大出血，是因切口过低，套管下端过分向前弯曲所致。

3. 气胸　儿童的右胸膜顶部位置较高，暴露气管时过于向下分离，易误伤胸膜，并发气胸；亦有因喉阻塞严重，胸内负压过高，剧烈咳嗽时可使肺泡破裂，形成自发性气胸，则应行胸腔穿刺或行闭式引流排出积气。

4. 纵隔气肿　暴露气管时，过多分离气管前筋膜，气体自气管切口沿气管前筋膜向下发展进入纵隔，形成纵隔气肿。轻度的纵隔气肿一般无明显症状，于 X 线检查时才能发现。严重时，可因气肿压迫而致心肺功能紊乱。应于胸骨上方，沿气管前下区向下分离，使纵隔积气向上逸出。

5. 皮下气肿　造成皮下气肿的原因主要为：①暴露气管时，周围软组织剥离过多；②气管切口过长，空气易由切口两端漏出；③切开气管或插入套管后，发生剧咳，促使气肿形成；④缝合皮肤切口过于紧密。空气经气管切口漏入颈部软组织中，沿肌肉、筋膜和神经血管壁的间隙而达皮下，开始时先在颈部，以后逐渐扩散至头及胸部。皮下气肿一般在 24 小时内停止发展，3~5 日可自行吸收。

6. 拔管困难 多因切开气管部位过高，损伤环状软骨，或气管腔内有肉芽增生，造成气管狭窄。原发疾病未治愈或气管套管型号偏大，也可致拔管困难。应作喉侧位 X 线拍片，直接喉镜、气管镜检查，根据不同原因，妥善处理后才能拔管。

（二）护理要点

1. 保持内套管通畅 是术后护理的关键。取出内套管的方法是左手按住外套管，右手转开管上开关后取出，以防将气管套管全部拔出。

2. 维持下呼吸道通畅 保持室内温度和湿度，有条件者可用蒸汽吸入疗法。

3. 正确吸痰 首先要掌握好恰当的吸痰时机，一般是在床旁听到患者咽喉部有痰鸣音，患者出现咳嗽或呼吸机气道压力升高有报警，发现氧饱和度突然下降等情况时给予吸痰；先将吸痰管插入气道超过内套管 1~2cm，再开启吸痰负压，左右旋转，边退边吸，切忌在同一部位长时间反复提插式吸痰，吸痰负压不能过大，以防损伤患者气道黏膜。

4. 检查 每日检查套管固定是否牢靠，套管采用双带打手术结法固定，松紧以能容一指为度。随时调节呼吸机支架，妥善固定呼吸机管道，使气管套管承受最小牵拉，防止牵拉过度致导管脱出。

5. 防止感染 手术创面的护理：在贴皮肤面以油纱布覆盖，表面以干纱布覆盖，每日在严格无菌操作下更换敷料，并注意观察切口愈合情况，有无感染等征象及分泌物颜色，切口感染后分泌物多呈草绿色或铜绿色，应及时进行分泌物培养，分离致病菌株后指导临床用药。

6. 拔管 对于原发病已痊愈或减轻，喉梗已解除者，做拔管准备工作——试行堵管，可先堵 1/3~1/2，观察有无呼吸困难现象，观察 24 小时。若呼吸通畅，可行完全性堵管，观察 24~48 小时后拔管。对于因非喉部疾病行气管切开者，如无气管插管等喉部可能损伤的病史者，可于呼吸功能衰竭纠正后，直接全堵管进行观察，并于 24 小时后拔管。拔管 1~2 天内应严密观察。

（三）指导要点

佩戴气管套管出院者，应告知患者及家属：①不可取出外套管，注意固定带是否固定牢固，以防套管滑出发生意外。②沐浴时防止水渗入气管套管内，教会患者及其家属清洁、消毒内套管的方法，告诉患者气管切开术迟发性并发症的症状和体征。因非喉部疾病行气管切开者，如无气管插管等喉部可能损伤的病史者，可于呼吸功能衰竭纠正后，直接全堵管进行观察，并于 24 小时后拔管。拔管 1~2 天内应严密观察。

（三）指导要点

1. 佩戴气管套管出院者，应告知患者及家属不可取出外套管，注意固定带是否固定牢固，以防套管滑出发生意外。

2. 告知患者沐浴时防止水渗入气管套管内，教会患者及其家属清洁、消毒内套管的方法，告诉患者气管切开术迟发性并发症的症状和体征。

七、压疮预防的护理要点

（一）观察要点

1. 皮肤部位　重点为耳廓、枕部、肩部、肘部、骶尾部、髋部、膝部、足跟。

2. 皮肤营养　皮肤弹性、颜色、温度。

3. 皮肤状态　压红，压红消退时间；水疱、破溃、感染。

4. 皮肤功能　感觉障碍、活动功能障碍、意识丧失、肢体固定或束缚。

5. 全身状态　高热，消瘦或肥胖，昏迷或躁动，疼痛，老人，大、小便失禁，使用支架或石膏。

6. 压疮程度　瘀血红润期、炎症浸润期、溃疡期（I⁰浅度溃疡期、Ⅱ⁰坏死溃疡期）。

（二）护理要点

1. 评估

（1）患者营养状态，皮肤弹性、色泽。

（2）局部皮肤状态，有无压红、破溃。

（3）压疮的危险因素：高热，昏迷，自主活动障碍或限制活动，感觉障碍，大、小便失禁，消瘦或肥胖等。

2. 减少局部受压

（1）减少剪力、摩擦力。

（2）自己不能活动的患者由护士或家属给予被动的变换体位。

（3）每2~3小时翻一次身。

（4）对皮肤压红长时间不消退者，应增加翻身次数。

（5）长期卧床者可使用充气褥疮垫。

（6）骨凸处皮肤使用透明贴或减压贴保护。

（7）躁动者有导致局部皮肤破溃的危险，可用透明贴膜予以局部保护。

3. 保护皮肤

（1）温水清洗皮肤。

（2）肛周涂保护膜，防止大便刺激。

（3）及时清理大、小便及汗液。

4. 感觉障碍者慎用热水袋或冰袋，防止烫伤或冻伤。

5. 加强营养

（1）重视营养的作用。

（2）提供高热量、高蛋白、高纤维素、高矿物质的饮食。

6. 压疮护理

（1）瘀血红润期：①防止局部继续受压；②增加翻身次数；③局部皮肤用透明贴或减压贴保护。

（2）炎症浸润期：①用无菌注射器抽出水疱内的液体；②避免局部继续受压；③水胶体敷料（透明贴、溃疡贴）覆盖，促进上皮组织修复。

（3）溃疡期：①清除坏死组织，可采用外科手术或选用清创胶＋渗液吸收贴，达到清创、吸收渗出液的作用；②创面鲜红有深度时选用藻酸盐填充条＋渗液吸收贴或溃疡糊＋渗液吸收贴覆盖伤口，以促进肉芽生长；③创面鲜红、表浅时使用溃疡糊＋渗液吸收贴或透明贴，以促进肉芽生长和上皮爬行。

（三）指导要点

1. 确保患者及家属了解，预防是最重要的措施。

2. 选择适合的产品，促进压疮的预防和愈合。

3. 对功能障碍患者应鼓励其尽早功能锻炼，恢复自理。

4. 卧床患者应保持床单平整、清洁，避免推、拉患者。

5. 尽可能提前使用保护性用具如气垫、贴膜等，以减轻皮肤局部压力，预防压疮的发生。

八、跌倒患者的预防要点

（一）观察要点

1. 生理因素

（1）大于 65 岁的老年人及小于 6 岁的儿童。

（2）意识、认知、定向力障碍，躁动、半昏迷状态。

（3）活动部分依赖或完全依赖。

（4）间断入睡、失眠。

（5）腹泻，尿频，大、小便失禁。

2. 心理社会因素

（1）患者过高估计自己的体能，不愿寻求别人帮助。

（2）沮丧、焦虑、抑郁、恐惧的情绪。

（3）对住院环境的陌生感。

（4）家属、亲友的支持不够。

3. 疾病因素　患肌无力、关节炎、帕金森病、足部疾病、中风、心脑血管疾病、眼科疾病、内耳眩晕症、体位性低血压、癫痫、老年性痴呆、精神病及酗酒等疾病患者。

4. 药物因素　服用镇静催眠药、降压药、强心药、抗组胺药、降糖药、缓泻药、血管扩张剂及肌松剂的患者。

5. 环境因素

（1）地面湿滑。

（2）楼道无扶手。

（3）台阶标识不明显或路面有倾斜。

（4）病室、走廊障碍物过多。

（5）病床过高。

（6）床腿刹车未固定。

（7）灯光亮度过强或不足，无夜灯设置。

（8）厕所马桶低，起身困难。

（9）服装、鞋尺码不合适，易绊倒。

6. 治疗因素

（1）禁食。

（2）输液。

（3）引流管。

（4）灌肠。

（5）手术后。

7. 跌倒史　时间、次数、跌倒方式、跌倒场所。

（二）护理要点

1. 评估患者的跌倒史及危险因素，加强预防跌倒的健康教育，认识跌倒的危害。

2. 加强与患者及其家属的交流沟通，关注患者的心理需求。

3. 定期巡视患者，严密观察患者的生命体征及病情变化，合理安排陪护。

4. 遵医嘱监督患者按时服药，注意用药反应。

（1）嘱服用镇静催眠药患者，未清醒时不要下床活动，必要时给予协助。

（2）应用降糖、降压药物的患者，注意观察血糖、血压的变化。

（3）服利尿剂、缓泻药的患者应经常观察其排泄需要，协助如厕。

5. 保持病室环境安全

（1）病房内光线充足，地板干净、不潮湿。

（2）走廊整洁、畅通、无杂物。

（3）呼叫器、眼镜、便器等常用物品放在患者随手易取处。

（4）将病床调至最低位置，并固定好床脚刹车，必要时加床档。

（5）搬运患者时将平车固定，防止滑动，就位后拉好护栏。

（6）患者上、下轮椅时，固定轮椅刹车，收起脚踏板。

（7）床、轮椅、平车等护理用物随时处于良好备用状态。

（8）在走廊、厕所及浴室设立扶手。

（9）为患者选择合适的衣裤和鞋子，防止绊倒。

（三）指导要点

1. 保持周围环境能见度，必要时打开照明灯。

2. 头晕、血压不稳、服用镇静剂等药物时，下床活动前要先坐于床缘再由照顾者扶下床。

3. 下床前应先放下床档，切勿翻越。

4. 穿着合适衣裤，避免绊倒。

5. 勿赤脚行走，穿防滑鞋。

6. 行动不便时，可借助拐杖、助行器。

7. 如厕时有人协助或扶好扶手。

8. 地面湿滑时，注意避开行走，通知工作人员及时清理，防止滑倒。

9. 如遇紧急情况需要协助而无照顾者时，请按呼叫器寻求护士帮助。

10. 照顾者离开病房时，安置好患者并告知护理人员。

九、咯血患者的护理要点

（一）观察要点

1. 患者的呼吸、血压、脉搏、心率、神志、尿量、皮肤及甲床色泽，及时发现休克。

2. 咯血颜色和量，并记录。

3. 止血药物的作用和副作用。

4. 窒息的先兆症状：咯血停止、发绀、自感胸闷、心慌、大汗淋漓、喉痒有血腥味及精神高度紧张等情况。

（二）护理要点

1. 宜卧床休息，保持安静，避免不必要的交谈。及时清除血污物品，保持床单位整洁。

2. 护士应向患者做必要的解释，使其放松身心，配合治疗，鼓励患者将血轻轻咯出。

3. 一般静卧休息，使小量咯血自行停止。大咯血患者应绝对卧床休息，减少翻动，协助患者取患侧卧位，头侧向一边，有利于健侧通气，对肺结核患者还可防止病灶扩散。

4. 保证静脉通路通畅，并正确计算每分钟滴速。

5. 准确记录出血量和每小时尿量。

6. 应备齐急救药品及器械，如止血剂、强心剂、呼吸中枢兴奋剂等药物。此外，应备开口器、压舌板、舌钳、氧气、电动吸引器等急救器械。

7. 药物应用

（1）止血药物：注意观察用药不良反应。高血压、冠心病患者及孕妇禁用垂体后叶素。

（2）镇静剂：对烦躁不安者常用镇静剂，如地西泮 5～10mg 肌注；禁用吗啡、哌替啶，以免抑制呼吸。

（3）止咳剂：大咯血伴剧烈咳嗽时可用少量止咳药。

8. 大咯血者暂禁食，小咯血者宜进少量凉或温的流质饮食，避免饮用浓茶、咖啡、酒等刺激性饮料，多饮水及多食富含纤维素的食物，以保持大便通畅。便秘时可给缓泻剂以防诱发其咯血。

9. 窒息的预防及抢救配合

（1）应向患者说明咯血时不要屏气，否则易诱发喉头痉挛，如出血引流不畅形成血块，将造成呼吸道阻塞。应尽量将血轻轻咯出，以防窒息。

（2）准备好抢救用品如吸痰器、鼻导管、气管插管和气管切开包。

（3）一旦出现窒息，开放气道是抢救的关键，上开口器立即挖出口腔、鼻腔内的血凝块，用吸引器吸出呼吸道内的血液及分泌物。

（4）迅速抬高患者床脚，使其成头低足高位。

（5）如患者神态清楚，鼓励患者用力咳嗽，并用手轻拍患侧背部促使支气管内瘀血排出。

（6）如患者神志不清则应速将患者上半身垂于床边并一手托扶，另一手轻拍患侧背部。

（7）清除患者口、鼻腔内的瘀血。用压舌板刺激其咽喉部，引起呕吐反射，使其能咯出阻塞咽喉部的血块，对牙关紧闭者用开口器及舌钳协助。

（8）如以上措施不能使血块排出，则应立即用吸引器吸出瘀血及血块，必要时立即行气管插管或气管镜直视下吸取血块。气道通畅后，若患者自主呼吸未恢复，应行人工呼吸，给高流量吸氧或按医嘱应用呼吸中枢兴奋剂。

（三）指导要点

1. 告知患者注意保暖，预防上呼吸道感染。
2. 告知患者保持呼吸道通畅，注意引流排痰。
3. 向患者讲解保持大便通畅的重要性。
4. 告知患者不要过度劳累，避免剧烈咳嗽。
5. 告知患者注意锻炼身体，增强抗病能力，避免剧烈运动。

十、休克患者的护理要点

（一）观察要点

1. 严密观察患者的意识状态，是否有兴奋、烦躁不安或神志淡漠、反应迟钝、昏迷等表现。

2. 密切观察患者体温、脉搏、呼吸、心率、血压、瞳孔、氧饱和度的变化，观察有无呼吸浅快、脉搏细速、心率增快、脉压减小、氧饱和度下降等表现。

3. 密切观察患者的皮肤温度、色泽，有无出汗、苍白、皮肤湿冷、花斑、紫绀等表现。

4. 观察中心静脉压（CVP）、肺动脉压（PAP）、肺毛楔压（PCWP）的变化。

5. 严密观察每小时尿量，尿量是否＜30ml/h；同时注意尿比重的变化。

6. 注意观察电解质、血常规、血气、凝血功能及肝肾功能等检查结果的变化，以了解患者其他重要脏器的功能。

7. 密切观察用药治疗后的效果及是否存在药物不良反应，观察患者的情绪状态。

（二）护理要点

1. 应当对患者进行心电、呼吸、血压等监护，积极配合医生进行抢救。对外周血压测不到的患者，要及时行有创血压监测，以及时了解血压情况；必要时，配合医生行漂浮导管检查，监测血液动力学变化。

2. 配合医生尽可能行深静脉穿刺术，在便于抢救用药的同时也能随时监测中心静脉压。

3. 采用开放面罩或麻醉机给予较高流量的氧气吸入，保持呼吸道通畅，以改善组织器官的缺氧、缺血及细胞代谢障碍。当呼吸衰竭发生时，应立即准备行气管插管，给予呼吸机辅助呼吸。

4. 随时做好抢救的准备工作，严密观察病情变化，留置导尿，严密测量每小时尿量，准确记录出入量，注意电解质情况，做好护理记录。

5. 若无条件做深静脉穿刺，应格外注意大剂量的血管活性药物对患者血管的影响，避免皮肤坏死。

6. 保证患者绝对卧床休息，保持病房安静。

7. 为患者保暖，避免受凉。

8. 保持床单位清洁、干燥，按时翻身，加强皮肤护理，预防压疮。

9. 遵医嘱正确给予药物治疗，输液速度要按医嘱执行，避免患者出现肺水肿。

10. 对实施机械辅助治疗的，按相关术后护理常规护理。

11. 做好各种管道的管理、口腔护理及无菌技术操作，预防各种感染。

12. 做好生活护理，早期营养评估，早期营养支持。

13. 做好对患者及家属的心理疏导。

（三）指导要点

1. 进行心理指导，使患者克服对疾病的恐惧感。

2. 指导患者及家属对诱发休克出现的疾病进行预防。

3. 指导患者按时服药，定期随诊。

十一、手术前患者的护理要点

（一）观察要点

1. 观察患者的情绪状态

（1）患者及患者家属是否了解手术过程。

（2）患者是否有害怕、焦虑、急躁等负向情绪。

（3）患者与患者家属之间的人际关系、反应和行为。

2. 观察患者的身体状况

（1）患者的一般情况：年龄，性别，所患疾病，正在服用的药物，是否有感染征象，既往史、手术史，是否对药物过敏等。

（2）患者的手术耐受力：如重要脏器功能，各种检查结果，是否存在营养不足或营养过剩，水、电解质紊乱问题。

（3）患者的手术目的、方式及种类。

3. 观察患者是否对环境了解，是否填写手术同意书。

（二）护理要点

1. 心理护理

（1）向患者解释和回答其疑问，如手术过程和各种检查步骤。

（2）给予患者充分时间，鼓励其说出所害怕和焦虑的问题，倾听患者诉说。

（3）尽可能使患者家属参与进来。

2. 测量并记录患者生命体征，注意观察其病情变化。协助患者完成各项术前检查、配血等工作。如有异常及时向医生反映。

3. 营养支持和矫正水、电解质平衡

（1）纠正低血容量、低蛋白血症及肝功能不良。对不能经口进食的患者，可采用鼻饲管喂流体饮食或静脉营养支持。

（2）患者出现脱水情况时，要正确记录出入量，由静脉给予液体，矫正水、电解质平衡。

4. 填写手术同意书。

5. 呼吸道准备：对术前已有肺部感染患者，给予相应治疗和处理，如抗生素治疗、拍背等。

6. 皮肤准备：充分清洁手术区域皮肤，避免刮伤皮肤，预防切口感染。

7. 胃肠道准备

（1）根据手术种类、方式、部位等不同，术前给予不同的肠道准备和饮食，常规术前12小时禁食，4~6小时禁水。

（2）遵医嘱给予患者灌肠或服用轻泻剂。

8. 保证患者术前休息，保持病室安静，为患者创造良好的休息环境，必要时遵医嘱给予镇静药。

9. 手术日晨护理

（1）测量生命体征

（2）排空膀胱，并记录尿量、时间。

（3）遵医嘱给予患者术前药品，观察药物反应。

（4）遵医嘱安置导尿管、胃管。

（5）取下义齿、发夹、眼镜等贵重物品，擦去指甲油、口红等。

（6）准备手术需要的病历、各项检查报告、引流瓶及药品等，带入手术室。

（7）根据病情和麻醉需要准备床单位和术后用物，如全麻护理盘、氧气、吸引器等。

（三）指导要点

1. 向患者介绍病房环境、手术室位置；介绍呼叫器、床档的使用方法；介绍医院的规章制度，如探访时间和人数。

2. 向患者解释营养支持的重要性和必要性，鼓励患者多摄取碳水化合物，蛋白质及维生素 B_1、C、K。嘱患者戒烟。

3. 详细向患者及其家属阐明手术的必要性和过程，各种术前检查的步骤、目的、注意事项及意义，告知患者术前准备的目的和患者配合的方法。用患者能理解的语言介绍，注意患者的回馈。

4. 介绍术后可能留置的各种引流管、氧气管、导尿管等的目的和意义；告知患者术后可能出现的不适反应；告知患者术后的注意事项，如止痛方法、引流管高度、伤口保护等。

5. 指导患者术后必须进行的活动，以减少术后合并症的发生。例如床上大、小便，咳嗽，翻身及肢体运动的方法，利用回复示教的方法，保证患者的学习质量。

6. 说明术后早期活动的重要性，鼓励患者尽可能进行自我照顾。

十二、手术后患者的护理要点

（一）观察要点

1. 患者生命体征的观察

（1）观察患者的体温。术后患者的体温可略升高，术后 1～2 天恢复。如术后体温持续升高不退或术后 3 天又出现发热，应引起重视，寻找发热原因。

（2）观察患者血压的变化，脉搏的次数、强弱、规律，呼吸的频率、深度、性质。

2. 患者伤口的观察

（1）术后观察伤口有无出血、渗血、红肿、敷料脱落等，是否有伤口感染、切口裂开的发生。若敷料被浸湿，要注意观察其颜色、性质及引流液的量，并及时记录。

（2）观察患者的意识状态，对于烦躁、昏迷患者，必要时使用约束带防止其自行抓脱敷料。

3. 引流物的观察

（1）严密观察引流物的量、颜色、性质，及时记录。

（2）观察引流管是否通畅、引流管位置是否正确，引流是否有效。

（3）观察拔管指征，做到及时拔管。

4. 观察患者有无水、电解质紊乱征象。

5. 泌尿系统的观察

（1）对留置尿管患者，观察其尿管位置，引流是否通畅，观察尿袋内尿液的颜色、量、性质，及时记录。

（2）对未留置尿管患者，观察其术后 6～8 小时是否能排尿，评估患者有无尿潴留。

（3）观察患者是否发生尿路感染，如患者主诉尿频并有灼烧感等。

6. 消化系统的观察

（1）评估患者肠蠕动情况，询问患者是否排气及排便。

（2）检查大便的量和性质，评估是否有潜在性便秘的情形。

7. 神经系统的观察：脊髓麻醉后要检查下肢运动功能及感觉恢复情况。全麻患者要评估其意识恢复情况。

8. 密切观察患者是否有术后并发症的发生，尤其针对高危人群，如肺部合并症、血栓性静脉炎等。

9. 患者安全与舒适度的观察

（1）观察患者术后是否有恶心、呕吐、腹胀，是否是术后麻醉反应。

（2）观察患者术后疼痛的程度、部位和性质。除采取患者主观评估外，还应观察患者的面部表情、活动及睡眠等指标。

10. 患者情绪的观察：密切观察意识恢复后患者的情绪变化，尤其是手术后丧失部分身体功能或外表有较大改变的患者。

11. 遵医嘱观察与病情、手术有关的特殊观察要点。

12. 及时了解、查看患者各项化验检查结果，以便掌握观察要点。

（二）护理要点

1. 妥善安置患者，遵医嘱使患者取适当体位。搬运患者时注意保护引流管和输液管，动作轻稳，协调一致。监测生命体征，遵医嘱连接氧气、尿管、引流袋等。

2. 询问手术方式和术中病情变化，有无影响手术恢复的情况、合并症以及术后需要观察的要点。

3. 遵医嘱给予患者静脉输液或输血治疗。例如：补充适当的水、电解质，防止发生水、电解质紊乱；抗生素治疗预防感染；对不能由口进食的患者经静脉供给足够的营养。

4. 伤口的护理

（1）保持伤口敷料的清洁、干燥，敷料被浸湿或弄脏时要及时更换。换药时要严格遵守无菌原则。

（2）使受伤肢体有适当的固定，防止过度活动使伤口不易愈合。

（3）若发生伤口感染、切口裂开，要及时告知医生，并遵医嘱给予相应治疗。

5. 引流管的护理

（1）妥善固定和保护引流管以保证引流通畅及引流的有效性，防止脱落。

（2）记录引流物的性状等，发现异常现象应及时告知医生，并遵医嘱给予相应治疗。

6. 呼吸功能的护理：协助患者维持适当的呼吸功能，如翻身、清除呼吸道分泌物，使用呼吸器有效控制呼吸速率及深度等。

7. 心血管功能的护理：当血压、呼吸、脉搏有异常变化时，表明可能有出血或休克现象的发生要及时通知医生，并遵医嘱给予相应治疗。

8. 泌尿功能的护理

（1）留置导尿管患者，保证引流通畅，预防尿路感染的发生。长期留置导尿管的患者在拔管前训练膀胱括约肌功能，恢复后再拔管。

（2）未留置导尿管患者，如发生尿潴留，采取诱导方式帮助排尿，诱导无效时给予导尿。

（3）补充足够的水分。

（4）发生尿路感染时，可遵医嘱施行膀胱冲洗等护理措施。

9. 消化功能的护理

（1）非消化道手术患者根据手术的大小、麻醉的方式，采取不同的术后进食计划。

（2）消化道手术患者一般术后 24 ~ 72 小时禁食，待肠功能恢复后，开始进术后流质饮食。

（3）若患者手术后 3 ~ 4 天未有肠蠕动现象，需及时告知医生，并遵医嘱给予相应治疗。

10. 术后合并症的预防和治疗

（1）如维持呼吸道通畅，预防肺部并发症；避免按摩腿部，必要时使用弹性绷带包扎等预防血栓静脉炎。

（2）若合并症发生，遵医嘱给予相应处理。

11. 增进患者安全与舒适度的护理

（1）当患者发生恶心、呕吐时，及时给予相应处理。如头偏向一侧，防止吸入呕吐物；呕吐缓解后可给予少量热茶；给予口腔护理等。

（2）当患者出现腹胀时，可给予鼻胃管减压、灌肠等护理措施。

（3）当患者疼痛时，可改变患者姿势，给予背部按摩，以及遵医嘱给予止痛药以减轻疼痛。

12. 心理护理：针对患者的术中、术后的不同情况，向患者及其家属做好解释工作，倾听患者及家属的倾诉，提供有针对性的个体化的心理支持和健康教育，关心患者所关心的问题，并给予最大帮助。对于截肢、脏器切除等大手术患者，鼓励他们面对现实，指导参与社交活动，重新寻找生活的乐趣。

（三）指导要点

1. 告知患者术后保持正确体位的目的和注意事项，如硬膜外麻醉术后平卧 6 小时以防止头痛的发生。

2. 告知患者及其家属导尿管、引流管放置的目的和注意事项，如避免引流管扭曲、折叠等。

3. 告知患者静脉输液或输血的目的和注意事项。

4. 告知患者避免触碰伤口，鼓励患者摄取高蛋白及维生素 C 的食物以促进伤口愈合。

5. 告知患者伤口感染和伤口裂开的主要表现，一旦发生及时告知医护人员。

6. 鼓励患者术后做深呼吸，指导患者使用呼吸训练器，促进肺部扩张和换气，促使静脉血回流和心输出量增加。

7. 指导患者有效咳嗽以清除呼吸道分泌物。

8. 鼓励患者多饮水，预防尿路感染。

9. 指导患者保持良好的身体功能位置，以患者的姿势能增加其舒适度、促进引流、减轻疼痛以及易于呼吸为原则。

10. 协助患者早期活动，指导其床上运动和下床活动的准备和步骤。

11. 鼓励患者早期床上活动及早期离床活动，以促进组织灌流、促进肠蠕动、促进循环、预防静脉血栓的形成等。

12. 指导患者预防血栓静脉炎，避免久坐，鼓励实施腿部活动等。

13. 鼓励患者补充适当的营养，但勿强迫进食，应鼓励患者多活动或提供可口食品。

14. 指导患者减轻疼痛的有效方法，如移动身体的方法和止痛剂的使用方法等。

15. 向患者及其家属做有针对性的出院指导，指导内容包括：复查时间，出院后的饮食和日常生活等应注意的事项，出院后适度活动，出院带药的指导等。

十三、各种引流管的护理要点

引流管是危重患者抢救及外科术后成功的必要保证。引流管可将人体积血、积气、脓血及胃内容物等引出体外。对引流物的量、颜色及性质的观察，可判定有无大出血及患者恢复情况。因此，对留置引流管的患者，应做好以下护理。

（一）观察要点

1. 观察病情变化：严密观察血压、脉搏、心率、呼吸、瞳孔、神志、尿量、大便颜色等变化，准确记录出入量，及时发现出血，感染，管道阻塞，水、电解质紊乱等征兆。

2. 观察引流管是否通畅，引流液的量、性状、色泽变化：每日认真观察记录引流液的性质、量、颜色变化，观察其是否与病情相符，发现异常及时与医生联系。

3. 观察体位与压力的改变：保证引流效果。

4. 观察引流管处伤口情况：观察伤口有无发红、疼痛、肿胀及渗血、渗液，及时发现出血、感染表现。

5. 行夹管试验时，观察患者有无胸闷、腹痛、腹胀、寒战、发烧或恶心、呕吐等不适，发现异常及时通知医生处理。

6. 拔管后观察：拔管后观察患者有无发热、黄疸、腹痛、胸痛、食欲下降、大便颜色改变、尿路刺激症状等情况，如果发现及时通知医生处理。

（二）护理要点

1. 妥善固定 根据引流管的不同类型妥善固定引流管及引流袋，位置不可过低或过高，避免引流管移位、脱出，防止逆行感染。例如，胸腔引流管的位置不能高于患者插管口的平面，脑室引流管有脑脊液引流时，常抬高引流管位置，切勿过高或过低，以免出现引流不畅或引流过度出现低颅压、抽搐和继发出血等。如有多条引流管应做好标记，以利辨认。

2. 预防引流管脱出 注意引流袋或管的长度应长短适宜，防止患者活动、翻身时牵拉使引流管脱出。引流袋内引流液较多时应及时倾倒，以防因引流袋过重掉落导致引流管脱出。对意识不清醒的患者必要时采取约束措施，防止意外拔管。

3. 保持引流管通畅 根据需要定时挤压，避免引流管折叠、扭曲、受压，保持引流通畅，如果引流不畅需查明原因并给予相应处理。

4. 保持引流系统密闭无菌 保持引流管及引流袋的密闭、无菌，长期置管的患者定期更换引流袋或负压吸引器时，或引流管阻塞需行冲洗时，均应严格遵守无菌操作原则（胃管除外）。

5. 测量并记录引流量 严格定时测量并记录引流液的颜色、性质和量，发现与病情不符，及时通知医生处理。

6. 保持适宜的压力 根据引流管的类型，观察并调整压力，保证引流、治疗效果。例如乳腺引流负压吸引不能过大，否则引起伤口出血。

7. 保持适宜体位 根据引流管类型取合适体位，例如留置胸腔引流管患者取半坐卧位，有利于呼吸和引流液的排出。

8. 预防感染 保持置管部位的洁净，若渗液多应及时更换敷料，换药时严格无菌操作，防止引流管处机体感染。患者移动时，应安放好引流袋或先夹闭引流管，防止逆行感染。

9. 保持静脉通路的通畅 当引流量较多，患者体液丢失较多时，要保证静脉通路通畅，及时补充营养物质，维持患者正常入量，保持水及电解质平衡。

10. 疼痛护理 有些患者常因手术伤口或引流管刺激引起剧烈疼痛，如留置胸腔引流管的患者，护士应向患者解释疼痛的原因及持续时间，为患者做治疗时动作轻柔，根据情况采取护理措施，必要时遵医嘱给予止痛剂，用药后观察止痛效果。

11. 做好基础护理 保持引流管处皮肤的清洁、干燥，可以涂药膏保护皮肤，预防渗出物的刺激。做好口腔及受压部位皮肤的清洁，定时活动肢体，预防褥疮，保持皮肤完整性。有些患者因伤口疼痛或引流管刺激影响呼吸及咳嗽排痰，易发生坠积性肺炎等呼吸道感染，应协助患者翻身、拍背及排痰，预防并发症的发生。

（三）指导要点

1. 告知患者留置引流管的目的、重要性、时间、配合方法：充分解释以消除其紧张、恐惧、焦虑等不良心理因素，使患者积极配合治疗，早日康复。

2. 告知患者若有不适症状及时报告医护人员：如腹痛、腹胀、恶心、呼吸困难、胸痛、发烧等。

3. 告知患者翻身活动时的注意事项：强调患者自身保护引流管的重要性，告知患者翻身及活动时引流管放置位置、固定方法，注意保护引流管，防止脱出。

4. 饮食指导：留置引流管期间和拔管后均应根据病情及医嘱

202

指导患者饮食方面的注意事项，确保患者了解饮食治疗的重要性。

5. 带管出院患者的教育：指导患者如何保护引流管及引流袋，防止脱出；如何测量并记录引流量；如何保持引流通畅；如何换药、防止感染、保护皮肤等知识。

十四、肿瘤化疗患者的护理要点

（一）观察要点

1. 神志：观察患者有无昏迷、打鼾等征兆。

2. 皮肤黏膜

（1）观察化疗药静脉输注是否顺畅及输液部位有无外渗。

（2）观察患者皮肤有无出血点及色泽改变。

（3）观察患者造瘘口皮肤有无漏液及溃烂现象。

（4）观察患者的口腔黏膜有无破溃。

（5）观察患者肢体水肿的部位及程度。

3. 消化系统

（1）观察患者恶心、呕吐的程度及呕吐物的性质、量。

（2）观察患者大便有无潜血及大便性状。

4. 观察疼痛的部位、强度及时间。

5. 观察患者体温、呼吸、心率及血压的动态变化。

6. 监测实验室检查指标

（1）血常规。

（2）肝、肾功能。

（3）血糖。

（4）大便潜血检查。

（二）护理要点

1. 监测生命体征的变化。

2. 随时观察化疗药输注情况及局部皮肤情况，杜绝化疗药外渗。

3. 了解患者感受，有效沟通，缓解患者心理压力。

4. 协助卧床患者取舒适体位，避免压疮。

5. 遵医嘱给药：①抗生素；②降糖药；③血管扩张剂；④化疗药；⑤激素；⑥免疫抑制剂；⑦细胞刺激因子；⑧退热药；⑨通便药。

6. 观察血常规变化，对发生骨髓抑制患者，做好保护性隔离。

7. 遵医嘱进行疼痛的对症处理。

8. 严格记录出入量。

9. 化疗期间给予清淡饮食。

（三）指导要点

1. 让患者和家属了解疾病的临床表现，以便于进行自我观察。

2. 了解药物的名称、剂量、给药时间、作用及副作用。

3. 保证休息的时间及质量，活动适当，避免过度劳累。

4. 加强营养物质的摄入。

5. 定时复查血常规，出现异常及时与医生取得联系。

6. 不可没有医嘱擅自服药或私自更改服药方法及剂量。

7. 按规定时间复诊。

十五、循环系统疾病患者的护理要点

（一）观察要点

1. 密切观察患者的心律、心率、呼吸、血压、神志等的变化，尽早发现各类型的心律失常。

2. 倾听患者主诉，了解患者不适发作的原因、性质、持续时间及伴随症状。

3. 观察患者症状及体征，有无呼吸困难、胸痛、心悸、晕厥等症状的出现及有可能诱发严重后果的因素。

4. 对存在重症感染的患者注意体温的变化。

5. 观察用药后的效果及有无副作用的发生，如：①服用利尿剂后电解质的结果；②服用抗凝剂后的出血情况；③服用洋地黄制剂后的心律、心率的变化及毒性反应；④ACEI 类药物使用后有无干咳。

6. 观察心肌酶、凝血指标、血气等与疾病相关的各种实验室指标。

7. 对危重症患者观察血流动力学指标的变化，如中心静脉压、动脉内血压等。

8. 对长期卧床患者观察皮肤情况。

9. 观察患者情绪变化，适时与患者沟通。

（二）护理要点

1. 根据病情需要给予持续心电监测、血压监测。

2. 根据患者心功能情况采取合适体位：轻度患者给予床头抬高；重症患者采用半卧位或坐位；急性左心衰患者取端坐卧位，双腿下垂。

3. 严格遵医嘱用药，备好各种抢救药品及设备。对除颤器、麻醉机、输液泵等抢救设备能够熟练掌握，并能熟练配制各种抢救药品。

4. 遵医嘱进行给氧治疗，保证吸氧管道畅通，以维持呼吸道的通畅。肺源性心脏病患者持续低流量吸氧，急性肺水肿发作时加压吸氧，呼吸功能不全者必要时使用呼吸机辅助通气。

5. 对心功能不全的患者准确记录其 24 小时出入量。观察体重与水肿的变化，每天测量体重变化，有腹腔积液的患者每日测量腹围。

6. 对心功能不全、急性心肌梗死、严重心律失常、急性心肌炎患者，协助其生活起居及做好个人卫生，减少诱发症状的因素。

7. 保持皮肤完整性。定时翻身，保持床单位平整。

8. 了解患者心理变化，做好心理护理。协助患者克服各种不利于疾病治疗的生活习惯和嗜好。

9. 宜给予高维生素、易消化饮食，少食多餐、避免刺激食物。对高血压、心力衰竭患者限制盐的摄入；对于心肌炎、感染性心内膜炎、肺源性心脏病患者宜高蛋白、高热量饮食。

10. 保持病室空气清洁，减少探视，防止感冒。

11. 保持患者大便通畅，必要时给予缓泻剂和软便剂，避免因便秘而加重心脏负担。

（三）指导要点

1. 根据患者病情给于不同的饮食指导，戒烟、戒酒。

2. 对存在心功能不全的患者，指导患者学会自行记录出入量及水肿的变化情况。对冠心病患者指导其注意心绞痛的发作情况。对心律失常患者指导其注意心悸等症状的出现。

3. 指导患者遵医嘱坚持服药，指导其勿随意加减药物剂量。

4. 指导患者注意劳逸结合，避免诱发疾病发作的因素。

5. 告知患者定期复查，指导患者学会自测心率，自测血压，出现不适症状立即就诊。

6. 指导患者对疾病有正确认识，保持心情舒畅。

十六、呼吸系统疾病患者的护理要点

（一）观察要点

1. 观察患者的神志、血压、呼吸、脉搏、体温、皮肤色泽等。

2. 观察患者咳嗽、咳痰、呼吸困难、胸痛、咯血等表现及特点。

3. 观察患者体温、脉搏、呼吸、血压及神志的变化，有缺氧、二氧化碳潴留的患者注意发绀、球结膜充血及意识的变化。

4. 各类药物作用和副作用（尤其是呼吸兴奋剂）。

5. 动脉血气分析和各项化验指数变化。

6. 观察患者症状加剧和缓解的有关因素或是否有规律性，有无伴随症状等。

（二）护理要点

1. 常规护理

（1）在疾病急性期，如发热、频繁咳嗽、咳痰、呼吸困难时应卧床休息，减少活动。

（2）保持室内空气新鲜，每日定时通风，室内禁止吸烟，避免尘埃和烟雾等刺激。

2. 根据患者出现的不同症状进行护理

（1）咳嗽、咳痰患者的护理

①观察咳嗽、咳痰情况，准确记录痰液的颜色、性质、量、气味和有无肉眼可见的异物等，及时正确采集痰标本。

②深呼吸和有效咳嗽：适用于神志清醒、一般状况良好、能够配合的患者，有助于气道远端分泌物的排出。

③胸部叩击：胸部叩击适用于久病体弱、长期卧床、排痰无力者；禁用于未经引流的气胸、肋骨骨折、有病理性骨折史、咯血、低血压及肺水肿等患者。叩击时每一肺叶叩击 1～3 分钟，每分钟 120～180 次，每次叩击时间以 5～15 分钟为宜，应安排在餐前 30 分钟或餐后 2 小时进行。

④雾化吸入：雾化吸入适用于痰液黏稠和排痰困难者。每日2～3 次，吸入过程中或结束后为患者拍背助其排痰，并观察疗效。

⑤体位引流：体位引流是利用重力作用使肺、支气管内分泌物排出体外，又称重力引流。适用于支气管扩张、肺脓肿等有大量痰液排出不畅时。禁用于呼吸衰竭、有明显呼吸困难和发绀、近 1～2 周内曾有大咯血史、严重心血管疾病或年老体弱不能耐受者。

⑥机械吸痰：适用于无力咳出黏稠痰液、意识不清或排痰困难者。可经患者的口、鼻腔、气管插管或气管切开处进行负压吸痰。注意事项：每次吸引时间少于 15 秒，两次抽吸间隔时间大于3 分钟；吸痰动作要迅速、轻柔，将不适感降至最低；在吸痰前、中、后适当提高吸入氧的浓度，避免吸痰引起低氧血症；严格无菌操作，避免呼吸道交叉感染。

（2）咯血患者的护理（详见"咯血患者的护理要点"）。

（3）呼吸困难患者的护理

①采取半卧位或端坐位，减轻呼吸困难。

②卧床休息，减少活动及不必要的谈话。

③观察患者的呼吸频率、节律、唇甲发绀及神志的变化，了解缺氧的程度。

④根据患者病情和血气结果，采取不同的给氧方式和氧浓度。

Ⅱ型呼吸衰竭患者给予持续低流量吸氧2L/min，Ⅰ型呼吸衰竭患者根据病情提供氧流量。

⑤氧疗过程中观察氧疗效果，注意吸入氧气的温、湿度，吸氧装置的消毒按国家卫计委的规定执行。

⑥给患者讲解氧疗的重要性，取得其配合。

⑦呼吸衰竭时应持续心电监测，观察心率、血压、氧饱和度的变化。

⑧加强巡视，给患者精神上的安慰，以缓解紧张不安情绪。

⑨备好抢救物品，如气管插管及有创/无创呼吸机。

（4）胸痛患者的护理

①采取舒适的体位，缓解疼痛。

②加强与患者的沟通，取得患者信任，保持稳定情绪。

③遵医嘱应用止痛剂，并观察疗效。

④采取局部按摩或分散患者注意力（如听音乐，看报纸、杂志）等方法，增进患者身体与心理的舒适。

3. 营养与饮食护理　对慢性病程、长期缺氧的患者应注重加强饮食护理。

（1）讲解合理饮食的重要性，取得患者配合，纠正不良饮食习惯。

（2）鼓励患者多饮水，每日饮水量应在1500ml以上，充足的水分有利于稀释痰液，维持呼吸道黏膜的湿润。

（3）提供高热量、高蛋白质、富含维生素的饮食，适量补充微量元素，提高机体免疫力。

（4）少食豆类、薯类及饮料等易产气、发酵的食物。

（5）对重度呼吸困难患者可提供流食或半流食，合并充血性心力衰竭或肾脏疾病者应低盐饮食。

（6）多食水果、蔬菜，并做到粗粮、细粮合理搭配，注意预防便秘。

（7）咳嗽、咯血患者应加强口腔护理，保持口腔清洁，增进食欲。

（8）监测患者白蛋白、血红蛋白及体重的变化，以了解患者营养状况。

（9）必要时需静脉补充营养液。

4. 药物治疗护理

（1）讲解治疗用药的名称、作用、副作用、使用方法及注意事项。

（2）提供准确的药物治疗。

（3）观察用药效果及不良反应。

（4）指导、示范气雾剂的使用方法。

5. 心理护理

（1）疾病反复发作，患者易产生焦虑情绪，护士应耐心疏导患者，讲解有关防治知识，增强患者对治疗的信心。

（2）缓解期应鼓励患者自我照顾及进行正常的社交活动。

（3）做治疗护理前，为患者做耐心、细致的解释工作。

（4）鼓励患者倾诉，以消除患者的消极情绪。

（三）指导要点

1. 避免诱发因素，帮助患者及家属掌握呼吸系统疾病的常见诱因。

2. 保持室内空气新鲜、阳光充足；在高发季节少去人群密集的公共场所；避免受凉、过度疲劳，注意保暖、劳逸结合。

3. 合理膳食，改善全身营养状况。纠正不良生活习惯，戒烟、戒酒。

4. 教会患者学会自我监测病情变化的方法。

5. 选择合适的体育锻炼活动，提高机体耐寒及抗病能力。

6. 按时服药，定期门诊复查，阅读有关保健书籍，参加健康讲座。

十七、消化系统疾病患者的护理要点

（一）观察要点

1. 注意倾听患者有无腹部、胃部及背部放射痛等主诉。

2. 观察患者有无恶心、烧心的体征。

3. 观察患者有无呃逆的现象。

4. 观察患者有无进食不畅的现象。

5. 注意观察患者的腹部体征：①腹膨隆；②腹水。

6. 观察患者呕吐物的性质、颜色及量。

7. 严密观察患者大便的性质、颜色及量。

8. 观察、监测患者有无心慌、心悸的变化。

9. 注意监测患者的血压动态变化。

10. 注意观察患者的皮肤有无黄染及瘙痒。

11. 观察患者有无头晕等出血前兆。

12. 注意监测患者的实验室检查指标：①血常规；②电解质；③肝功能；④血、尿淀粉酶；⑤呕吐物及便潜血。

（二）护理要点

1. 遵医嘱给药。

（1）疼痛的处理。

（2）止吐剂。

（3）止泻剂。

（4）止血药。

（5）通便药。

（6）退黄药。

（7）保肝药。

（8）利胆药。

2. 遵医嘱严格禁食、禁水或给予低盐、少渣饮食。

3. 遵医嘱维持肠内、肠外营养。

4. 严格记录出入量。

5. 监测体重、腹围。

6. 监测电解质、淀粉酶、血色素。

7. 监测生命体征的变化。

8. 嘱患者卧床休息，给予患者舒适的体位。

9. 了解患者有无心慌、头晕等消化道出血前兆。

10. 嘱患者避免因瘙痒而抓伤皮肤。

（三）指导要点

让患者和家属了解以下几点。

1. 疾病发生的诱因及复发的前兆和危险性。

2. 消化系统疾病的并发症。

3. 学会观察大便颜色。

4. 休息的重要性。

5. 适量活动，如散步、打太极拳等。

6. 控制相关伴随症状的重要性（低蛋白血症、高脂血症等）。

7. 控制出入量的重要性。

8. 嘱患者避免吸烟、饮酒、食用高脂饮食等不良习惯。

9. 了解常用药物（利尿剂、保肝药、止血药等）的名称、剂量、给药时间、目的和副作用。

10. 嘱患者不能擅自减药、停药。

11. 养成饮食要规律，避免过饱或过饥。

12. 遵医嘱按时服药及定期复查的重要性。

十八、内分泌系统疾病患者的护理要点

（一）观察要点

1. 观察有无进食或营养异常：如糖尿病患者有多饮、多尿、多食、体重减少的症状；甲状腺功能亢进症者也可出现食欲亢进、体重减少的现象；而甲状腺功能减退者则症状相反。

2. 观察有无排泄功能异常：内分泌系统功能改变常可影响排泄型态，如多尿是糖尿病的典型症状之一；多汗，排便次数增多且呈糊状不成型，可见于甲状腺功能亢进症；便秘则多见于甲状腺功能减退症患者。

3. 观察有无身体外形的改变：包括毛发质地、分布，有无多毛、毛发脱落或毛发稀疏，有无皮肤色素沉着，成人有无手足增粗、变大或面容变得粗劣，有无眼球突出、颈部增粗等。这些异常多与脑垂体、甲状腺、甲状旁腺或肾上腺疾病有关。

4. 观察有无视觉障碍：头痛伴视力减退或视野缺损可见于垂体瘤；糖尿病视网膜病变者也可有视觉障碍，重者可失明。

5. 注意询问家族中有无类似疾病以及有无糖尿病、高血压、肥胖、生长发育异常等疾病史。

6. 身体评估中重点观察患者意识、精神和情绪状态，观察有无皮肤干燥、痤疮、感染、皮肤感觉异常以及有无突眼、手指的细微震颤等。

7. 辅助检查中注意观察与激素水平变化所致物质代谢和生化紊乱有关的检查，如血钾、钠、氯、钙、磷、血糖、血脂等浓度；了解内分泌动态功能试验如糖耐量试验、胰岛素功能测定、基础代谢率等。

8. 心理社会因素可刺激多种激素水平发生变化，促发内分泌代谢性疾病，如糖尿病、甲状腺功能亢进等。严重的精神刺激和创伤甚至可诱发危象，如甲亢危象、糖尿病酮症酸中毒，所以要严密观察患者的情绪变化。

9. 用药过程中注意观察药物的作用及副作用。

（二）护理要点

1. 减轻心理压力：护士应在患者亲属的理解和协助下，以尊重和关心的态度与患者交谈，倾听患者述说自己的感受；解释情绪、行为改变的原因，提高患者对疾病的认识水平；帮助患者调整自己的心态，并鼓励家属给予心理支持。

2. 提高适应能力：与患者一起讨论激素水平异常是导致形体改变的原因，经治疗后随激素水平接近正常或恢复至正常形体改变可得到改善或复原，消除患者因形体改变而引起的失望与挫折感以及焦虑与害怕的情绪，正确认识疾病所致的形体外观改变，提高对形体改变的认识和适应能力。

3. 改善营养状况，针对患者的具体情况，调节摄入的营养成分，制定饮食计划，如甲亢患者应给予高热量、高蛋白、富含维生素及钾、钙的食品，限制纤维素及含碘的饮食；糖尿病患者则是在合理控制热量的基础上，合理分配糖、脂肪、蛋白质的入量，以纠正糖代谢紊乱引起的血糖、尿糖、血脂异常等；忌饮酒、咖啡、浓茶，以减少环境和饮食对患者的不良刺激。

4. 合理安排生活，保持病室安静和轻松的气氛，限制探视，避免外界的不良刺激，满足患者基本生理及安全需要。

5. 休息与卧床应根据不同疾病进行具体护理，若发生甲亢危象、酮症酸中毒等急性病情变化时应绝对卧床休息，设专人护理。

6. 指导患者改善身体外形的方法，例如如何衣着合体和恰当的修饰技巧等，鼓励患者积极参加正常的社会交往活动。

7. 用药护理：主要是掌握用药时间、监察不良反应。告知患者用药后的注意事项，如应用抗甲状腺药物时应注意有无粒细胞减少、过敏反应及肝功能异常；使用胰岛素或磺脲类降糖药时易发生低血糖现象。

8. 示范与患者所患疾病治疗有关的护理操作和技巧，如注射胰岛素、测定血糖和尿糖等。

9. 做好皮肤、口腔护理，预防感染。免疫力低下者可进行保护性隔离。

（三）指导要点

1. 指导用药

（1）使患者了解所患内分泌疾病的治疗原则：纠正物质代谢及生化异常；功能亢进者可选择药物治疗抑制激素释放，或放射治疗抑制腺体分泌功能，或手术切除病变组织；功能减退者予激素替代治疗。

（2）告知患者所用药物的名称、作用、剂量和服用方法；激素给药时间宜模仿其分泌周期，安排在上午 8 点前和下午 2 点前；激素替代治疗者必须长期坚持用药，若骤然停药可致症状反跳加重。一旦出现激素过量或不足的表现，应及时就医调整用药剂量。

（3）告知患者用药后的注意事项。如应用抗甲状腺药物时应注意有无粒细胞减少、过敏反应及肝功能异常；使用胰岛素或磺脲类降糖药时易发生低血糖现象。

2. 告知患者与其所患疾病相关的实验室检查方法、过程和注意事项，指导患者按实验要求配合检查以确保实验结果的可靠性。如做糖耐量试验时必须空腹 8 小时，保持情绪稳定，减少运动等。

3. 示范与患者所患疾病治疗有关的护理操作技术和技巧，如注射胰岛素、测定尿糖及血糖等，要求患者反复演示，直至掌握为止。

4. 指导患者掌握与其所患内分泌疾病有关的饮食要求、控制原则和方法。

5. 合理安排休息与活动，避免精神紧张和注意力过度集中，保证夜间充足的睡眠。

6. 指导患者认识各种可能出现的潜在应激原如感染、外伤等，以防在原有疾病的基础上发生危象。

7. 有发生内分泌疾病危象或昏迷可能的患者，外出时要携带写有姓名、地址、电话、所患疾病、如何救治等内容的卡片，以备急救所需。

十九、神经内科疾病患者的护理要点

（一）观察要点

1. 注意倾听患者不适主诉，了解患者的临床症状是否有变化。

2. 密切观察生命体征、意识及瞳孔变化，及时发现病情变化。

3. 密切观察神经系统常见症状，如头痛、头晕、意识障碍、肢体瘫痪、语言障碍与惊厥及抽搐等，了解患者病情进展情况。

（1）观察头痛性质、部位、持续时间及伴随症状等。

（2）眩晕患者注意观察眩晕是在什么情况下发生，与起卧、转颈、仰头有无关系，有无伴随症状等。

（3）观察患者意识障碍的程度，是否为特殊类型意识障碍，必要时应用格拉斯哥意识障碍量表（GCS）评定患者的意识状态。

（4）观察患者肢体活动情况，了解患者肢体肌力。

（5）观察抽搐患者发作时的表现、持续时间、意识状态及有无大、小便失禁，有无跌伤、舌咬伤等意外发生。

4. 注意观察患者皮肤情况，如有皮肤破溃等异常要及时记录。

5. 长期卧床患者注意观察下肢有无肿胀，必要时抬高下肢或进行主、被动运动，防止静脉血栓形成。

6. 注意观察药物的副作用。

7. 观察患者进餐时的表现，有无呛咳、误吸等。

8. 颅内支架治疗术后患者还需注意观察：①伤口有无渗血、皮下血肿或出血；②患者的意识、瞳孔及肢体活动情况；③术侧和对侧肢体的皮肤温度、颜色是否一致，两侧足背动脉搏动是否一致。

9. 术后有无并发症发生。

（二）护理要点

1. 生活不能自理者，协助患者完成进食、排泄及生活照顾等日常活动。

2. 针对患者出现的神经系统常见症状，如头痛、头晕、意识障碍、肢体瘫痪、语言障碍与惊厥及抽搐等，采取有效的护理措施。

3. 安抚患者情绪，避免其情绪波动，减轻其紧张、焦虑情绪。

4. 给予合理膳食，指导患者正确进餐，必要时准备吸引器等抢救设备。

5. 遵医嘱准确记录出入量。

6. 遵医嘱给予药物治疗，保证给药剂量和速度的准确。

7. 保持患者大便通畅，避免排便过度用力，必要时给予缓泻剂。

8. 颅内支架治疗术后患者还需注意以下几点。

（1）术后立即给予心电监测，观察患者意识及生命体征变化。观察记录患者伤口透明敷料是否覆盖良好，留置动脉鞘有无脱出，伤口有无出血或渗血，患者意识是否变化，询问患者有无不适主诉。

（2）遵医嘱给予患者药物治疗。

（3）保持患者术侧肢体制动、卧床 24 小时，避免下床活动过早引起局部血肿。

（4）保证患者术后尽量多饮水，促进造影剂的排出，以减少造影剂对肾脏的影响。术后制动期间勿饮牛奶，避免腹胀的发生。

（三）指导要点

1. 告知患者要进行的常规检查及检查时的注意事项。

2. 根据不同疾病，指导患者和家属进餐时的体位、食物形态、就餐环境及注意事项。

3. 意识障碍或肢体功能障碍患者，指导患者或家属保持肢体功能位，进行主、被动运动，避免因挛缩、畸形而影响机能活动。

4. 感觉障碍患者，指导其进行擦浴及保温时，注意温度和时间，避免烫伤。

5. 指导患者戒烟、限酒，劳逸结合，保持心情舒畅，避免情绪波动。

6. 指导患者遵医嘱坚持服药，不随意加减药物剂量，告知患者药物的作用、副作用及注意事项。

7. 告知患者定期复查，出现不适立即就医。

二十、泌尿内科疾病患者的护理要点

（一）观察要点

1. 观察有无尿频、尿急、尿痛等尿路刺激症状及尿量、颜色、性状变化，如有异常需及时报告医师，每周至少化验尿常规1次。

2. 根据病情定时测量血压，发现异常及时处理。

3. 每周测量体重1次，水肿明显、行腹膜透析和血液透析患者，每日测量体重1次，做好记录。

4. 观察有无贫血、电解质紊乱、酸碱失衡、尿素氮升高等情况。

5. 根据病情记录24小时出入量。

6. 观察用药后的不良反应。

（二）护理要点

1. 心理护理：根据病情、预后，采取针对性的心理护理，特别是对于那些由于疾病而影响正常工作、学习和生活的患者。

2. 饮食护理：根据疾病的程度及肾功能情况，给予合理的饮食。

3. 正确指导患者休息与运动。

4. 用药护理：遵医嘱用药，不可擅自改变药物剂量或停药，注意观察用药效果及副作用，并告知患者按时用药的重要性。

5. 准确记录出入液量，限制水和盐的摄入量。

6. 加强基础护理，预防皮肤损伤和感染。

7. 排尿异常的护理

（1）向患者交待留取尿标本的正确方法，容器要清洁，送检要及时。

（2）如有血尿时应分清是初始血尿、全程血尿还是终末血尿，以协助诊断，同时观察血尿的量和颜色。

（3）大量血尿时，应卧床休息，并注意观察血压和血红蛋白的变化，遇有异常应及时报告医师进行处理。

（4）适当多饮水，以冲洗尿路，防止血块堵塞和感染。

（三）指导要点

1. 指导患者正确用药及观察副作用。

（1）使用利尿剂、糖皮质激素或其他免疫抑制剂观察疗效及可能出现的副作用。

（2）使用糖皮质激素或免疫抑制剂时，应注意交待患者或家属不可擅自加量、减量甚至停药。

（3）在医嘱下使用药物，勿使用对肾功能有害的药物，如氨基糖苷类、抗真菌药物等。

2. 指导患者观察尿液的异常变化、水肿发生的原因及如何保护水肿部位的皮肤。

3. 指导患者根据肾功能情况采用合理饮食。

4. 注意保暖，防止受凉，保持皮肤清洁，注意个人卫生，预防继发感染。

（1）女性患者要注意经期及孕期卫生，保持会阴部清洁。

（2）保持室内清洁，空气新鲜，保持一定的温度和湿度。

5. 注意劳逸结合，增加机体免疫力。

（1）急性肾炎、急性肾衰患者必须绝对卧床休息，待病情稳定后，可逐步增加活动。

（2）慢性肾炎、肾盂肾炎、慢性肾功能不全患者，疾病期需要卧床休息，恢复期则可适当活动，但应合理安排生活，以免病情反复。

6. 定期门诊随访。

二十一、血液系统疾病患者的护理要点

（一）观察要点

1. 密切观察患者的生命体征，尤其注意其体温变化。

2. 监测血常规，了解患者血常规各项化验数值。

3. 观察患者面色、皮肤黏膜、眼睑、甲床颜色，注意倾听患者主诉，了解患者有无头晕、乏力，活动后心悸、气短等贫血表现。

4. 观察患者口、鼻、皮肤黏膜有无出血点、瘀点、瘀斑，消化系统及颅内有无出血表现，如头痛。

5. 观察患者有无发热，咳嗽，咳痰，咽痛，胸痛，肛周皮肤及各种管路处皮肤有无破溃、红肿等感染表现。

6. 观察患者有无骨关节疼痛，主意疼痛部位及程度。

7. 密切观察药物的副作用，例如 CTX 可引起充血性脂肪炎，造成血尿，应注意患者排尿的颜色、性质；蒽环类化疗药可引起心脏毒性反应，各类化疗药物均可引起静脉炎，严重时可引起局部缺血坏死。

8. 耐心倾听患者主诉，了解其心理状态。

9. 观察患者淋巴结肿大部位、程度，有无呼吸困难、发绀等症状。

（二）护理要点

1. 病室每日用紫外线照射消毒 60 分钟，家具用消毒液擦拭。

2. 指导患者养成良好的卫生习惯。每日用口泰或碘伏稀释液及碳酸氢钠交替漱口。注意会阴部及肛周清洁，保持皮肤清洁，勤换洗内衣裤。

3. 白细胞低下或功能异常时，严格无菌操作，避免医源性感染，加强保护性隔离。

4. 血小板低下时，各项操作动作轻柔，避免过多穿刺，穿刺后延长按压时间。

5. 血红蛋白低于 6g 的患者，严格限制活动，最好卧床休息，起身要慢，避免缺氧加重而引起晕厥，遵医嘱输血。

6. 多发性骨髓瘤患者一定要睡硬板床，各项护理操作动作要轻柔，避免拖、拉患者，不做局部活动和扭腰、猛转体等动作，可适度活动以促进血钙吸收。

7. 静脉输注化疗药物要确保用药安全，尽量一次穿刺成功。输液过程中，加强巡视，注意观察输液情况，有无外渗，一旦外渗立即给予对症处理。

8. 加强患者心理护理，避免情绪大幅波动，保持健康、稳定的心理状态。

9. 保证充足的饮水量，化疗期间每日饮水 2000～3000ml，促进尿酸排泄。

10. 患者活动要轻柔，避免骤起、骤卧，不要猛烈摇晃头部，避免碰撞。

（三）指导要点

1. 饮食指导：进食高蛋白、高维生素、高营养饮食，避免食用辛辣、不洁饮食，避免食用过硬、带刺食物。

2. 保持大便通畅，避免用力排便，以防引起颅内出血。

3. 动作轻柔，避免外伤，碰撞。

4. 保持心情舒畅，避免过多情绪波动。

5. 注意个人卫生，养成良好的卫生习惯。

6. 遵医嘱服药，定期复查，出现不适及时就诊。

7. PICC 患者注意皮肤清洁、干燥，沐浴时保护管路安全。

8. 限制公共场所活动，防止过度劳累。

二十二、普外科疾病手术患者的护理要点

（一）观察要点

1. 术前观察患者的心理状态，包括精神、情绪、应对能力、对手术有无心理准备，是否有焦虑、紧张、激动、恐惧、不安、消沉、悲观等。

2. 术前询问患者及亲属对手术的看法，如是否支持、关心程度及经济承受能力。

3. 评估患者对手术的耐受性，如营养状况、实验室检查结果及重要脏器的功能。

4. 了解患者的年龄、性别、病史、住院的主要原因、既往史、过敏史、家族史、临床表现及自理能力。

5. 术前观察患者的病情变化，如有发热、上呼吸道感染、手术区域皮肤化脓感染、女患者月经来潮等及时与主管医生联系。

6. 观察患者术后麻醉恢复情况，如是否苏醒，有无躁动不安、拔管、坠床的危险。

7. 观察患者生命体征是否平稳，伤口情况，引流物的性状、颜色及量。

8. 观察患者术后呼吸系统、心血管系统、泌尿系统、消化系统、神经系统的变化。

9. 观察患者术后的情绪反应。

10. 观察患者疼痛反应及其程度和性质。

11. 观察患者术后卧位是否正确，皮肤是否完整。

12. 观察患者术后有无身体不适，有无出现术后并发症。

（二）护理要点

1. 术前护理

（1）心理准备：做好患者的心理护理，避免不良刺激，护士仔细了解和掌握患者及家属对疾病诊断、治疗、护理的认知程度及思想状况，鼓励其表达自己担心的事项，耐心、细致地解释患

者提出的问题，以通俗易懂的语言，结合患者的病种，深入浅出地讲解治疗疾病的有关知识、麻醉方式和手术后注意事项。

（2）环境准备：保持病室内安静和舒适，为患者创造良好的休息、睡眠环境，睡眠欠佳者可遵医嘱应用镇静药。

（3）常规测量体重、脉搏、呼吸、血压，并准确记录。

（4）身体准备：帮助患者完善各种检查，护士向患者讲解各项检查的意义，帮助和督促患者接受检查。如有异常及时告知主管医生。

（5）根据不同疾病、手术种类及患者的情况，对其进行卫生宣教、术后注意事项及与医护配合等方面的指导。

（6）皮肤准备：做好卫生处置，如洗澡、更衣、理发、剪指甲等，根据手术部位的不同做好手术区皮肤准备。彻底清洁皮肤，避免手术后伤口感染而影响愈合。备皮前检查手术区皮肤是否完整，有无皮疹、破溃、感染等，备皮时动作要轻柔，避免刮伤皮肤，同时注意勿使患者受凉。

（7）根据手术种类、方式、部位、范围的不同，应给予不同的饮食。急腹症、胃肠道出血、危重、休克患者，遵医嘱禁饮食。择期手术患者术前 12 小时禁食，4~6 小时禁水。

（8）肠道准备：根据医嘱，术前晚常规给予 0.1%~0.2% 肥皂水灌肠一次或甘油栓 100ml 清洁肠道。肠道手术患者术前 2~3 天给予少渣饮食，并口服肠道抑菌剂、导泻剂，术前晚及术晨清洁灌肠。

（9）术前晚根据患者情况酌情使用镇静剂，保证其充分休息。

（10）用物准备：根据不同部位手术要求，准备术中及术后用物，如胸腹带、吻合器、抗生素等。备好全麻护理盘、氧气、吸引器、胃肠减压器、引流袋、输液架及监护设备。铺好麻醉床。

2. 术后护理

（1）患者回房后了解患者术中情况，通过查看麻醉记录单，了解麻醉方式、手术名称，询问术中是否顺利，以便制定相应的护理措施。

（2）妥善安置患者：回房后立即测量血压、脉搏、呼吸并记录，根据医嘱给予氧气吸入、胃肠减压、尿管、引流袋等。

（3）保持正确体位：根据患者不同的麻醉方式及手术部位、专科特点采取相应体位。

（4）生命体征的监测：根据手术大小及病情定时监测体温、血压、脉搏、呼吸并做好记录。

（5）遵医嘱准确给药、补液，维持水、电解质平衡。

（6）切口的护理：定时观察敷料，是否有出血及不正常的分泌物，敷料被浸湿时注意其颜色、性质及量，并及时更换敷料保持干燥，做好记录。

（7）疼痛护理：麻醉消失后，患者会感到伤口疼痛，24小时内较明显。控制疼痛的措施如：采取合适体位，遵医嘱使用止痛剂，辅助疗法等。

（8）引流管的护理：要明确各种引流管的位置及作用。妥善固定和保护引流管，以保障引流通畅及有效引流，防止脱落。定时观察引流的颜色、性质、量，以判断有无术后出血、感染或瘘。如有异常及时通知主管医生。

（9）做好术后并发症的观察及预防，根据患者的具体情况对症处理。

（10）饮食护理：根据麻醉方法、手术种类、患者的反应来决定饮食恢复步骤。禁食期间，应经静脉补充水、电解质和营养。

（11）活动：术后无禁忌证，原则上应早期活动，包括深呼吸、咳嗽、翻身、活动非手术部位肢体。但对休克、心力衰竭、严重感染、出血、极度衰弱或实施特殊制动措施的患者不强调此原则。

（12）基础护理：加强口腔、尿道、压疮护理，防止并发症发生。

（13）心理护理：因手术使患者器官缺如，如乳腺切除、截肢等，或造成外观改变，如结肠造瘘、开颅手术后偏瘫、失语，患者会表现出各种不同的情绪反应。护士应鼓励开导患者，树立战胜疾病的信心。

（14）评估肠蠕动恢复情况。

（三）指导要点

1. 患者入院后，护士要使用规范语言介绍病区环境、病房主任、护士长、主管医生、主管护士及医院规章制度，进行相关资料签字并教会患者呼叫器的使用方法。

2. 告之患者各项检查的意义、方法、注意事项。

3. 告知患者术前准备的相关内容（抗生素类药敏试验，皮肤准备，消化道准备，配血，术前禁食、水等）及目的。

4. 告知患者术前练习咳痰及床上排便等。根据疾病专科特点和手术方式教会患者相关练习，如颈部手术前练习颈仰卧位；直肠癌保肛手术前练习肛门括约肌收缩等。

5. 告知患者术前、术后留置管道的目的、意义及自我防护的注意事项。

6. 告知患者手术名称、手术的必要性、可能的疗效和对将来生活、工作的影响。

7. 评估患者对术后活动知识的掌握程度以后，护士可根据患者的需要和患者一起制定具体护理康复计划，告知患者术后可能产生的并发症、预防措施和术后各种功能锻炼方法。

8. 告知患者术后饮食注意事项。

9. 告知患者出院后如果出现不明原因的发热（T>38℃），伤口出现红、肿、热、痛，应及时就诊。

10. 告知患者和家属有关出院后用药、随访、复查、活动、休息、饮食、自我检查和专科家庭护理等方面的知识。如结肠造口护理；"T"形管引流护理；化疗患者中心静脉置管的护理等。

二十三、心胸外科疾病手术患者的护理要点

（一）观察要点

1. 注意倾听患者主诉，了解病情是否有变化。

2. 密切观察术后患者的意识状态，监测其体温、血压、心律的变化，及时发现异常情况。

3. 观察患者中心静脉压、肺动脉压、肺毛细管楔压、尿量等指标。

4. 观察有无肝、肾功能不全的表现。

5. 观察有无缺氧、呼吸困难的表现，有无咳嗽、咳痰、咳血。

6. 观察术后患者伤口有无疼痛及渗血情况。

7. 观察引流液的性质、颜色和量。

8. 观察用药后的反应及副作用。

9. 观察患者的情绪变化。

10. 观察患者的皮肤状况。

11. 了解患者对疾病认知的程度。

（二）护理要点

术前

1. 病室定时通风，预防感冒，保证患者有充足的睡眠，有吸烟史者要劝其戒烟。

2. 每周测体重 1 次，必要时每日测量。

3. 每日测体温 1 次，体温高者每日测 4 次体温直至正常。

4. 完善术前各项化验及相关的检查，完善术前准备。

5. 做好心理护理，消除患者顾虑。

6. 预防便秘，必要时口服通便药物或开塞露肛门置入。

7. 紫绀型先天性心脏病患者术前应适量地饮水和吸氧，避免脱水或缺氧发作。

术后

1. 了解术中情况，监测生命体征及心电图的变化，若发现异常，及时报告医生处理。

2. 根据病情给予相应舒适体位。

3. 正确应用各种监护、治疗仪器，及时排除故障。

4. 根据病情需要，应用呼吸机或鼻塞、面罩吸氧。

5. 正确泵入血管活性药物、抗心律失常药物等，维持循环稳定。

6. 遵医嘱及时补充血容量。

7. 应用呼吸机治疗的患者，根据血气分析结果，遵医嘱调整呼吸机参数，纠正酸碱失衡。

8. 保持呼吸道通畅，及时清理分泌物，加强肺部体疗，防止肺部并发症。

9. 合并心功能不全者，遵医嘱强心利尿、控制入量。

10. 根据化验结果，遵医嘱及时补充电解质。

11. 应用镇静剂预防患者躁动和减轻患者的疼痛。

12. 保证各种管道通畅并妥善固定，按时更换敷料。

13. 术后保持胸腔引流管通畅，定期挤压引流管，如引流液异常增多，及时报告医生。

14. 加强无菌操作，预防控制感染。对感染患者加强消毒隔离。

15. 根据患者病情需要安排相应的膳食，除消化道手术外，拔除气管插管 4～6 小时后，如无恶心、呕吐、腹胀等胃肠道情况，可先饮水，进流质或半流质饮食。

16. 加强对危重患者的皮肤护理，避免压疮。长期卧床患者，加强肢体功能锻炼。加强营养，必要时遵医嘱给予静脉高营养。

17. 准确记录出入量，及时书写护理记录。

18. 鼓励患者尽早下床活动。

19. 婴幼儿如体温高，在降温的同时应加强保暖。采用正确的喂养方法，避免腹泻、呕吐、误吸。

（三）指导要点

1. 指导患者注意饮食搭配，少食多餐，限制饮酒，有吸烟史者要劝其戒烟。

2. 指导患者保持心情舒畅，避免情绪波动。

3. 指导患者适量运动，劳逸结合。

4. 指导患者正确服药，自我观察用药反应，定期复查，出现不适及时就医。

二十四、骨科疾病手术患者的护理要点

（一）观察要点

1. 术前观察要点

（1）观察患者的生命体征，如有异常及时给予处理。

（2）根据患者的疾病不同，观察患者的病情变化并及时处理。

（3）女性患者了解月经来潮情况。

2. 术后观察要点

（1）术后观察患者的生命体征及电解质，若有异常及时给予处理。

（2）观察管路，保持管路通畅，无受压，打折。

（3）观察引流液的颜色、性质和量。

（4）观察患者的排尿情况。

（5）观察术后并发症：伤口出血、裂伤、感染、肺部感染、尿路感染、血栓栓塞、脑脊液漏等。

（6）观察患者感觉、运动、反射功能变化、失禁情况，皮肤颜色及温度、足背动脉搏动情况及肢体肿胀情况等。

（二）护理要点

1. 术前护理要点

（1）心理护理：介绍病房环境、规章制度、主管医生及护士，消除患者对陌生环境引起的焦虑；讲解手术、术前准备内容和注意事项、术后可能出现的不良反应及应对方法，使患者有充足的心理准备；加强与患者及其家属的沟通，建立良好的护患关系，给予患者心理支持。

（2）饮食护理：对于高消耗患者根据病情给予高蛋白、高热量饮食。

（3）根据患者疾病不同对症处理：如缓解疼痛、失禁护理、牵引护理等。

（4）术前准备：配血、皮试、手术区备皮、灌肠、导尿、术前药等。

2. 术后护理要点

（1）体位与治疗：帮助搬运患者至病床，根据麻醉方式采取相应体位，脊柱手术患者保持脊柱水平位，四肢患者注意保护患肢，麻醉清醒后根据患者的疾病不同采取适当体位，遵医嘱协助患者下床活动。

（2）根据患者疾病不同对症处理：如缓解疼痛、腹胀，协助排痰，牵引护理，石膏护理，纠正电解质紊乱，纠正贫血，伴随疾病的治疗处理等。

（三）指导要点

1. 术前指导要点

（1）指导患者练习手术体位、床上排便、术后翻身、坐起的方法。

（2）指导患者深呼吸、有效咳痰的方法。

（3）术前宣教：禁食、水的时间，沐浴，更衣，去义齿，不化妆，不佩戴饰物等。

2. 术后指导要点

（1）饮食指导：胃肠功能恢复后可给予胃肠道饮食。

（2）术后指导患者功能锻炼，如直腿抬高、勾脚尖练习、上肢功能锻炼、深呼吸等。

（3）根据患者疾病的不同，指导支具、围领、围腰、拐的使用方法。

（4）注意避免外伤。

（5）定期复查，出现不适随时就诊。

（6）出院后继续功能锻炼，如项背肌练习等。

二十五、泌尿外科手术患者的护理要点

（一）观察要点

1. 术前观察患者是否存在紧张、焦虑等情绪，有针对性地进行心理护理。

2. 评估患者的认知能力、意识状态、活动能力、对环境的适应能力，能否配合手术前后的治疗、护理。

3. 掌握患者手术前后的化验结果，熟知异常化验结果，为制定护理措施提供依据。

4. 掌握患者是否有其他伴随疾病，如心、脑血管病，肺部疾病，糖尿病等，加强术后与之相关的病情观察。

5. 术后观察伤口渗出和管路引流情况，防止扭曲、打折、脱落、阻塞。

6. 泌尿外科常见症状的观察

（1）排尿异常：观察患者排尿情况，有无尿液颜色、性质的改变，尿潴留、尿失禁等异常现象，尿失禁患者注意保持局部皮肤的清洁。

①血尿：是尿液异常中最常见的症状，护士要正确记录血尿的性质并记量，为医师提供诊断参考。

初始血尿：病变在尿道。

终末血尿：病变在膀胱出口部或后尿道。

全程血尿：病变在膀胱颈以上部位。

泌尿系肿瘤、急性膀胱炎、急性前列腺炎、膀胱结石或创伤可出现肉眼血尿。

泌尿系慢性感染、结石、急慢性肾炎、肾下垂可出现镜下血尿。

②尿频、尿急、尿痛：称为膀胱刺激征，是泌尿系感染的主要症状。

③排尿困难：排尿踌躇、费力、尿不尽、尿线细、射程短、分叉、尿滴沥、尿潴留，由膀胱以下梗阻性疾病引起。

④尿失禁：尿不能控制而自主流出。

⑤尿潴留

急性尿潴留：为突然发生，膀胱胀痛，尿液不能排出。尿道损伤、结石嵌顿、前列腺增生等患者多见。

慢性尿潴留：膀胱膨胀无胀痛。前列腺增生、尿道狭窄、神经性膀胱炎等患者多见。

（2）尿道分泌物观察

①血性分泌物：见于尿道癌。

②黄色脓性分泌物：见于急性淋菌性尿道炎。

③白色稀薄分泌物：见于非淋菌性尿道炎。

④白色黏稠分泌物：见于前列腺炎。

⑤留置尿管时，尿道口及尿管周围有少量黏稠分泌物。

（3）疼痛：泌尿系统的疼痛多发生在腰部、腹部、会阴、腹股沟及大腿内侧。它可以是绞痛、隐痛或钝痛，根据疼痛的部位分为：肾区、输尿管区、膀胱区、阴道、阴囊及会阴部疼痛，可放射到其他部位。

①肾和输尿管疼痛：腰部脊肋角外侧区域。

②膀胱区疼痛：耻骨上部常呈烧灼或刀割样疼痛，排尿和排尿终末时加重，常伴有尿路刺激症状。

③尿道疼痛：排尿时尿道出现烧灼样或刀割样痛，见于尿道急、慢性炎症，结石，肿瘤，异物，也可因肾、输尿管、膀胱及前列腺病变的疼痛放射至尿道。

④阴囊部疼痛：胀痛、坠痛及剧痛，见于损伤、感染、肿瘤、睾丸扭转等。膀胱及前列腺病变的疼痛可放射至阴囊部。

⑤会阴部疼痛

灼痛、刀割样或跳痛：见于前列腺炎、精囊炎、急性睾丸炎。

跳痛：见于附睾炎。

前列腺炎疼痛：表现在会阴、直肠、腰骶部耻骨上部、腹股沟区。

（4）腹部肿块：可见于肾肿瘤、肾积水和肾脓肿。阴囊肿块见于睾丸肿瘤、附睾炎、附睾结核、鞘膜积液等。

7. 并发症的观察

（1）肺部并发症：观察患者有无发热、喘憋、咳痰，痰液的性质，有无呼吸困难、憋气等症状。

（2）便秘：观察患者大便次数、性状和腹胀症状。

（3）泌尿系感染：有无尿频、尿急、尿痛等膀胱刺激征，观察尿液的颜色、性状、准确记录尿量。

（4）下肢深静脉血栓：观察下肢有无肿胀、疼痛、皮肤的颜色及温度。患者卧床期间应注意双下肢的功能锻炼，防止下肢血栓形成。

（5）压疮：观察受压部位的皮肤颜色，有无红肿、破溃。

（二）护理要点

1. 术前护理

（1）心理护理：多数患者存在不同程度的紧张、焦虑情绪，护士向患者耐心进行术前宣教，讲解手术前的准备及术后需要注意的问题，介绍手术室的环境及手术时的体位，遵医嘱给予镇静药。

（2）协助患者留取各种化验标本，完成各种检查，了解术前相关检查的目的和注意事项。

（3）根据病情鼓励保留导尿的患者适量多饮水。

（4）饮食护理：营养均衡，根据手术要求进行肠道准备。

（5）根据医嘱对患者进行术前常规准备（备皮，备血，皮试，禁食、水，留置管路）

2. 术后护理

（1）密切观察生命体征及伤口渗出情况，及时发现病情变化。

（2）不同麻醉后采取相应的护理，有利于预防并发症。

（3）根据手术方式采取不同的卧位，有利于引流，防止感染。一般腹部手术后取半卧位，肾部分切除术后要平卧两周。

（4）排气后可进半流食或普食，卧床期间少吃引起腹胀的食品。

（5）按医嘱正确输入液体、止血剂和抗生素。

（6）按医嘱正确记录出入量及引流量，保持液体出入平衡。

（7）保持各种管路的通畅，观察伤口引流液和尿液的性状及颜色，定期更换引流袋。

（8）可下床时应从床上坐——床旁坐——床旁站立——缓慢行走逐渐过渡，防止因突然站立造成体位性低血压而昏倒。

（9）术后出血的观察：伤口敷料的颜色，引流液的颜色、性质及量，渗出及引流量多时及时通知医生更换敷料，并注意血压、心率的变化，及时记录。

3. 泌尿系统疾病常见管路的护理要点

（1）肾造瘘管护理

①了解肾造瘘管插入的部位与目的。

②妥善固定，防止牵拉和滑脱，避免由于尿液外渗至周围组织间隙而引起感染。

③观察引流液的颜色、性状与排出量。保持造瘘管通畅，避免扭曲、受压、堵塞。

④观察造瘘周围敷料情况，保护周围皮肤，可用氧化锌软膏。

⑤避免牵拉造瘘管，指导患者翻身或起床时做好保护，造瘘管位置要低于造口处。

（2）双"J"管护理

①双"J"管有助于防止输尿管痉挛、血块、结石引起的输尿管梗阻，尤其是防止排石过程中石街形成造成的急性梗阻，从而避免感染及急性肾功能不全。双"J"管除有引流尿液的作用外，还有支撑输尿管的作用，而且小的结石可沿双"J"管下滑，带管期间避免剧烈活动，以免双"J"管移位。

②留置双"J"管可引起患侧腰部不适，术后早期多有腰痛，主要与插管引起输尿管黏膜充血、水肿以及放置双"J"管后输尿管反流有关。

③患者出现膀胱刺激症状，主要由于双"J"管放置不当或双"J"管下移，刺激膀胱三角区和后尿道所致，应遵医嘱给予解痉药物治疗。

④拔除留置导尿管后，指导患者增加饮水量，增加排尿次数，不宜憋尿，不宜做剧烈活动。

（3）膀胱造瘘管护理

①了解膀胱造瘘管插入的部位与目的。

②妥善固定，防止牵拉和滑脱，避免尿液外渗至周围组织间隙而引起感染。

③定时观察引流液的颜色、性状与排出量。保持造瘘管通畅，

避免扭曲、受压、堵塞。

④防止逆行感染：保持造瘘口周围清洁、干燥，及时更换渗湿的敷料。定时放出尿袋中的尿液，每周更换尿袋两次。

⑤鼓励患者多饮水，每天2000~3000ml，以保持足够的尿量，达到冲洗的作用。

⑥长期留置膀胱造瘘管，首次更换造瘘管时间为术后3周，此后每4~6周更换1次。

⑦每周监测尿常规，必要时进行尿细菌培养，以便及时发现与控制感染。

⑧膀胱造瘘管可以在10天左右拔除，拔管前先进行夹管试验，待排尿通畅2~3天后方可拔除。长期留置膀胱造瘘管、导尿管应适时夹管，间歇引流尿液，以训练膀胱的排尿、储尿功能，避免发生膀胱肌无力。

（4）气囊导尿管护理

①了解导尿管插入的部位与目的。

②观察尿液的颜色、性状与排出量。保持导尿管通畅，避免扭曲、受压、堵塞。对急性尿潴留、膀胱高度膨胀的患者首次引流尿液不宜超过1000ml。

③保持会阴部清洁，去除分泌物和血痂。

④定时放出尿袋中的尿液，每周更换尿袋两次。

⑤鼓励患者多饮水，每天2000~3000ml，以保持足够的尿量，达到冲洗的作用。

⑥长期留置导尿管应每月更换一次，观察有无泌尿系感染症状。导尿管应适时夹管，间歇引流尿液，以训练膀胱的排尿、储尿功能，避免发生膀胱肌无力。

（三）指导要点

1. 告知手术前后的饮食要求及化验检查前的注意事项。

2. 鼓励患者戒烟、酒，练习二步咳痰法及床上排便。

3. 心、肾功能正常时鼓励患者多饮水，有尿管的患者每日饮水3000ml左右，以达到内冲洗的作用。

4. 鼓励患者在床上多活动，病情允许时早日下床活动，预防下肢血栓、静脉炎及肺部感染。

5. 告知肾部分切除或肾肿瘤剜除术后的患者，绝对卧床两周，防止术后出血。

6. 告知患者保持心情舒畅，保证充足睡眠，以利康复。

7. 告知膀胱肿瘤患者出院后定期复查及膀胱灌药。

8. 告知患者出院后伤口出现红肿、热、痛时要及时就医。

9. 告知并指导前列腺术后患者进行缩肛运动，锻炼盆底肌肉的收缩功能，进而提高膀胱括约肌的收缩力，减轻尿失禁的程度，以利于恢复正常排尿功能。

10. 告知患者出院后进行适当锻炼，劳逸结合。

11. 告知并指导患者膀胱造口的护理要点。

①观察造瘘口：正常时肠黏膜应呈粉红色、较湿润、富有光泽、稍高出皮肤，如出现回缩、颜色变紫，则说明肠管血运障碍。

②感染：如果造口流出的小便无故变得比以前浑浊，而且不断产生异味，或发现小便量减少，颜色加深甚至有血，除多喝水外，要尽快找医生检查。

③做好皮肤护理，预防皮肤损伤：长期使用造口袋会对皮肤产生不良刺激，出现皮肤红损，因此要选择皮肤不过敏的造口袋。更换造口袋时要小心慢慢撕开，避免过度刺激皮肤。如果用强烈碱性用品或消毒水来清洗造口周围皮肤，会令皮肤干燥，容易受损。如需要的话，可以用一些温和的清洗液或凉开水。

二十六、神经外科手术患者的护理要点

（一）观察要点

1. 术前观察

（1）患者的精神、意识状况。

（2）患者语言表达状况：区别语言表达是否流利；判断失语的具体类型，即运动性失语、感觉性失语和命名性失语等。

（3）患者的运动状况。

（4）患者的记忆能力。

（5）患者视力、视野状况，确定视野有无缺损。

（6）患者的进食情况，是否有吞咽苦难、呛咳的现象。

（7）患者是否有癫痫发作及癫痫发作的类型。

（8）瞳孔及生命体征观察：瞳孔是否等大，对光反射是否灵敏；是否存在体温、脉搏、血压、呼吸的异常。

2. 手术后并发症的观察

（1）是否有颅内压增高及脑疝的形成，观察患者是否有头疼、呕吐症状。

（2）术后感染的发生：注意观察患者的体温变化、精神状态、颈部有无强直，伤口渗液的颜色及性质，呼吸道分泌物情况，尿液的颜色，性质及排尿的次数，有无尿急、尿痛。

（3）神经系统功能损伤：是否出现由于手术原因造成部分神经功能的损伤。①认知能力、意识障碍、人格障碍；②语言交流障碍，肢体运动及躯体感觉障碍；③视力、视野、听力改变，复视、幻视，失嗅、幻嗅、幻听表现；④面瘫、眼睑闭合不全及眼睑下垂；⑤吞咽障碍、呛咳现象；⑥尿崩症；⑦高热；⑧排尿、排便障碍。

（4）术后癫痫的发生。

（5）术后观察患者是否出现了脑脊液漏的现象。

（6）术后脑梗死。

（7）术后凝血功能的异常：观察深静脉血栓和肺栓塞的发生。

（8）水、电解质代谢的紊乱：观察出入量的改变。

（9）消化道应激性溃疡：观察患者有无呕血现象，注意排便的颜色。

（二）护理要点

1. 手术前护理要点

（1）安全防护：①加强宣教；②外出检查、会诊需有人陪同；③限制患者独自进入浴室；④卧床及偏瘫患者需放置床档；⑤为患者提供各项生活服务，保证基本生活需要；⑥病室窗户处于半封闭状态，防止坠楼事件；⑦妥善放置暖瓶、小刀等易造成伤害的物品；⑧遵医嘱准时给予抗癫痫药物；⑨地面保持干燥及清洁，患者鞋需防滑；⑩必要时留家属陪住。

（2）术前检查：为保证手术的顺利进行，根据医嘱进行常规血液检查，以及 CT、MRI、视力、视野、诱发电位等辅助检查。

（3）饮食护理：一般神经外科疾病的患者给予正常普食；出现吞咽困难患者给予流食或半流食，必要时给予鼻饲饮食。

（4）心理护理：护士需向患者讲解疾病的治疗过程，对患者提出的问题予以耐心解答，减轻患者的心理及精神负担。

（5）术前准备。

2. 手术后的护理要点

（1）与手术室进行交接，检查意识、瞳孔以及生命体征的变化，查看皮肤状况，查看手术记录了解手术经过。

（2）卧位：手术当日给予去枕平卧位，防止因全麻术后造成的呕吐、误吸，次日后可给予角度适宜的半坐位。

（3）术后感染的预防及护理：①限制病房探视及陪住；②引流患者头下铺无菌小巾，避免引流管脱落；③保持呼吸道通畅，必要给予气道湿化，定时叩背吸痰；④定时消毒尿道口，更换尿袋，无特殊情况早日拔除尿管；⑤保持室内空气清洁、新鲜，温、湿度适宜。

（4）神经功能损伤的护理：①注意安全保护，防止患者因精神异常出现自伤及他伤的现象，以及视力、视野下降、肢体功能障碍的患者发生外伤；②使用手势或图片交流，了解患者的自觉症状，进行有效的交流；③定时进行肢体运动，给予患者清洁时水温适宜，防止烫伤；④若出现眼睑闭合不全，应上眼药膏并覆盖无菌凡士林纱布进行角膜保护；⑤吞咽障碍的患者，限制饮食，必要时给予鼻饲；⑥记录 24 小时出入量，鞍区肿瘤患者需进行单位时间的出入量总结，若有异常应通知医生给予处理；⑦中枢性高热患者，给予冰毯持续进行物理降温；⑧适当给予缓泻剂，保持排便通畅。

（5）术后癫痫的预防与护理：①保持病室安静，减少探视，避免或减少客观因素对于患者的精神刺激；②一般术后给予 3～6个月预防性使用抗癫痫药物，遵医嘱准时给予抗癫痫药物并确定服下；③患者卧床时给予床档保护；④当患者出现癫痫发作时，立即让其平卧，保持呼吸道通畅，防止舌咬伤，立即通知医生；⑤观察患者癫痫发作时的表现以及持续时间。

（6）脑脊液漏的预防与护理：①嘱咐患者不要抠鼻及用力擤鼻，掏耳；②观察鼻腔（耳道）有无分泌物及其性质；③当患者出现脑脊液鼻（耳）漏时，嘱其平卧，不可使用任何物品予以堵塞，有分泌物应进行擦拭。

（7）凝血功能异常的护理：①鼓励患者穿医用弹力袜，定时给予肢体活动，鼓励饮水，有条件者可以使用间歇性腓肌泵；②若患者使用抗凝药物，注意颅内出血的发生；③静脉穿刺处若渗血不止，应通知医生进行凝血象的检查。

（8）水、电解质代谢紊乱的预防与护理：①保证患者机体营养，适当调整饮食；②了解水、电解质紊乱的程度，根据检验指标进行饮食调整；③准确记录 24 小时出入量，若患者平均每小时尿量超过 300~400 毫升，应通知医生予以处理。

（9）饮食护理：饮食要求易消化、营养均衡。有吞咽障碍的患者需严格禁食、水，给予鼻饲饮食。患者高颅压期间，需给予少量多餐饮食。

（三）指导要点

1. 指导患者提高安全意识，阐明限制活动的重要性，取得其配合和理解。

2. 告知患者在运动时的注意事项，保证安全，防止外伤。

3. 告知患者疾病治疗过程的注意事项，消除顾虑，减轻心理负担。

4. 告知患者术前检查和化验的重要性，以及各项检查的注意事项。

5. 进行饮食指导，建议患者进食易消化的食物，进食新鲜的水果和蔬菜。癫痫患者避免饮咖啡、浓茶。

6. 介绍手术前各项准备（抗生素皮试，配血，备皮，禁食、水等）的目的，强调其重要性并取得患者配合，认知程度低的患者需向家属进行介绍。

7. 讲明手术后必要的物品准备。

8. 对于手术使用保护性护理措施，需向家属讲明，取得其理解。

9. 介绍手术后进行必要监测的目的以及手术后患者可能发生的各种变化。

10. 鞍区患者需每日进行血生化检查，告知患者及家属其重要性，取得配合。

11. 指导脑血管疾病患者，保持情绪的稳定，避免不良刺激，注意血压平稳，保持大便通畅，防止颅内出血。

12. 告知吞咽困难的患者及家属，不可擅自进食，防止误吸的发生。

13. 针对药物治疗对患者进行宣教，讲解目前的治疗以及用药的重要性。服用抗癫痫药物、激素类药物的患者，嘱其不可擅自停药、减量。

14. 讲解脑室引流管的重要意义，嘱患者不可擅自拔除。

15. 指导患者或家属进行肢体功能锻炼，防止足下垂，鼓励患者进行功能锻炼。

16. 告知手术后一月内伤口处不可沾水，防止感染。

17. 出院患者若带有留置尿管、鼻饲管，应给予相应的护理指导。

18. 告知患者出院后的进一步治疗，药物服用的方法、剂量以及服用的时间，门诊复查的时间。出现意识障碍、神经功能症状、严重的头痛及呕吐、癫痫、伤口愈合不佳、药物不良反应等需及时就诊。

19. 告知患者及家属，出院后应注意安全防护，癫痫患者不可开车、游泳，肢体运动障碍患者需继续加强康复训练等。

二十七、妇科疾病手术患者的护理要点

（一）观察要点

1. 评估患者的基本情况：年龄、营养状况、月经史、婚育史、性生活史、既往史、家族史、避孕措施、月经期卫生习惯等。

2. 观察患者的生命体征和阴道出血情况：有无血块及其量、色。

3. 观察患者有无腹痛及腹痛的性质、持续时间、疼痛程度。

4. 观察患者有无压迫症状：尿频、尿急、尿潴留、便秘。

5. 观察患者有无腹水、腹部包块，询问其发现时间、生长速度等。

6. 观察患者心理反应：有无焦虑、恐惧及其程度。

（二）护理要点

1. 加强心理护理，解除焦虑、恐惧情绪。

2. 测体温、脉搏、呼吸、血压，如有异常，遵医嘱对症治疗。

3. 严密观察腹痛、阴道出血情况，遵医嘱对症治疗。

4. 经常巡视病房，了解患者情况，及时解决问题。

5. 保持外阴清洁，注意经期卫生，预防感染。

6. 如需手术，请参照术前、术后护理常规。

（三）指导要点

1. 根据病情性质采取相应卧位。

2. 做好饮食指导。

3. 如有不适，及时通知医护人员。

4. 完善各项化验，择期手术并告知患者日期、治疗方案。

5. 讲解疾病相关知识，做好宣教。

二十八、产科患者的护理要点

〔产前护理〕

（一）观察重点

1. 观察生命体征：体温、脉搏、呼吸、血压。

2. 观察临产症状：宫缩、破水、阴道出血量等。

3. 观察孕妇自觉症状，如有无头痛、头晕等。

4. 观察胎儿宫内有无缺氧情况。

（二）护理重点

1. 嘱孕妇尽量取左侧卧位，每日记录胎动，吸氧 2 次，每次 30 分钟。

2. 每日测量体温、脉搏、呼吸，体温超过 37.5℃时每日测量 4 次。

3. 遵医嘱做好各项化验检查及胎心监护。

4. 根据病情，观察生命体征及产程进展，发现异常及时报告医生。

5. 介绍配餐制度，根据饮食习惯合理配餐，鼓励孕妇进食营养丰富、易消化的饮食。

6. 初产妇妊娠超过 37 周常规会阴备皮。

7. 根据子宫收缩和宫口扩张情况，及时转入产房待产。

8. 每周监测孕妇体重变化，及时发现妊娠水肿。

9. 每日定时监测胎心变化。

（三）指导重点

1. 指导孕妇自数胎动。
2. 指导孕妇取母乳喂养体位及母乳喂养的好处。
3. 指导孕妇阴道分娩中的配合。

〔自然产后护理〕

（一）观察重点

1. 观察生命体征、皮肤颜色、自觉症状。
2. 观察子宫收缩、宫底高度、阴道出血量。
3. 观察会阴伤口及膀胱充盈情况。
4. 观察母乳喂养情况。

（二）护理重点

1. 每日监测体温、脉搏、呼吸。
2. 注意观察子宫收缩情况及阴道出血量并记录。
3. 嘱产妇多饮水，产后 6 小时内协助产妇排尿。

4. 嘱产妇产后 12 ~ 24 小时内禁下地。

5. 保持会阴伤口清洁、干燥，每日行会阴冲洗，嘱产妇取健侧卧位。

6. 教会产妇正确的哺乳方式。

（三）指导重点

1. 指导产妇尽早下地活动，有利于恶露排出。

2. 指导产后母乳喂养方法。

3. 指导产妇合理饮食，鼓励进食清淡、易消化、富含营养的食物，多喝汤类。

4. 指导产妇会阴伤口自我护理。

5. 指导产妇产后避孕方式。

〔剖宫产前护理〕

（一）观察重点

1. 观察孕妇宫内胎儿情况。

2. 观察孕妇的生命体征。

3. 观察孕妇有无产兆。

4. 观察手术和麻醉区域皮肤。

5. 观察孕妇是否禁食、水。

6. 观察孕妇术前睡眠情况。

（二）护理重点

1. 了解孕妇的心理变化，讲解剖宫产相关知识，减轻孕妇紧张情绪。

2. 完善各项化验检查。

3. 遵医嘱备皮、配血、清洁皮肤。

4. 术日晨禁食、水，测体温，留置尿管，核对术前医嘱，听胎心。

5. 嘱产妇将贵重物品交家属保管。

6. 更换床单位，备好输液架、会阴垫、沙袋及婴儿车。

7. 发现产兆做好即刻手术的准备。

（三）指导重点

1. 指导母乳喂养的正确方式，提供母乳喂养知识。

2. 讲解新生儿护理知识。

3. 计划生育指导：产后 42 天内禁止性生活，指导产妇避孕方法。

〔剖宫产后护理〕

（一）观察重点

1. 观察孕妇的生命体征、皮肤颜色、自觉症状。

2. 观察孕妇的子宫收缩、宫底高度、阴道出血量。

3. 观察孕妇的腹部伤口有无渗血。

4. 观察尿管是否通畅及尿色、尿量情况。

5. 观察母乳喂养情况。

（二）护理重点

1. 每日监测体温、脉搏、呼吸。

2. 注意观察子宫收缩情况及阴道出血量并记录。

3. 嘱产妇多饮水，产后 6 小时内协助产妇排尿。

4. 嘱产妇产后 12～24 小时内禁下地。

5. 保持腹部伤口清洁干燥，每日行会阴冲洗。

6. 教会产妇正确的哺乳方式。

（三）指导重点

1. 环境指导：室温 22～26℃，湿度 55～65%。每天通风两次，预防感冒。

2. 指导母乳喂养的正确方式，提供母乳喂养知识。

3. 讲解新生儿护理知识。

4. 计划生育指导：产后 42 天内禁止性生活，指导产妇避孕方法。

二十九、新生儿的护理要点

（一）观察要点

1. 体温监测

（1）入院 3 日内，每 4 小时测量体温一次。

（2）体温平稳后，每日监测体温 4 次。

（3）暖箱中患儿每 4 小时测量体温一次，每小时观察箱温并做详细记录。

2. 病情监测

（1）保持呼吸道通畅，及时清除口鼻分泌物，呼吸困难者遵医嘱给氧。

（2）每 30 分钟巡视病房一次，观察生命体征变化；奶后 15 分钟观察病情一次。

（3）注意观察哭声、面色及对外界的反应情况，如发现有气急、发绀、高热、呕吐、面色苍白、哭声弱或不哭等情况，立即报告医师处理。

（4）观察呼吸情况，如有呼吸暂停，应立即给予刺激并报告医生进行抢救。

（5）每班总结出入量并记录，如果三天无大便，及时通知医生。

3. 皮肤观察

（1）入院时观察皮肤情况，向家长交待并记录。

（2）每班观察皮肤情况，注意有无红肿、糜烂或化脓灶等，如有异常应及时处理，并严格交接班。

4. 输液观察

（1）根据医嘱和病情调节滴速，一般速度为 10 滴/分钟。

（2）每小时观察局部皮肤情况及有无输液反应，详细记录。

（二）护理要点

环境：按病种专室护理，室温应维持在 24～28℃，相对湿度

55%～60%，并需保持空气新鲜。

1. 一般护理

（1）入院当日测量体重，以克为单位。3000克以上每周测体重1次，2501～3000克每周测量2次，2000～2500克隔日测量体重。

（2）基础护理

①每日晨间沐浴一次，夏季每日上、下午各沐浴一次，病情危重者可行床上擦浴。

②每3小时为患儿更换尿裤一次，做好臀部护理。

③脐部护理：每日2次，安尔碘擦拭脐部，有分泌物者遵医嘱处理。

④眼部护理：眼部分泌物可用消毒棉签蘸生理盐水轻轻揩洗，有感染者遵医嘱给予眼药水或抗生素眼膏治疗。

⑤口腔护理：每日2次，用棉签轻轻擦拭，避免擦伤。

⑥注意外耳道口、耳廓后和鼻孔清洁（特别是呕吐的婴儿），用棉签轻轻擦拭。

⑦患儿的床单、被服、衣物每日更换。

（3）饮食

①每日上、下午各喂糖水一次，患儿哭闹可随时喂。

②遵医嘱定时、定量喂奶。

（4）化验：新入院患儿常规留血、尿、便常规，及时送检。

2. 体温

（1）测量体温需在患儿安静时进行，避免在患儿哭闹及奶后测量。

（2）体温不升或体重不足者，应放入新生儿暖箱或用热水袋保暖，温度为50℃，热水袋外加布套，保持温度恒定；体温低于35℃者同时测量肛温，并遵医嘱给予处理。

（3）检查和护理婴儿时均须注意保暖，并随时注意婴儿体温变化。集中操作，防止经常开暖箱，影响温度。

（4）体温高于38℃者，遵医嘱给予降温处理，处理后30分钟、1小时、2小时各测体温1次。

3. 预防感染

（1）严格执行无菌原则和消毒隔离制度。

（2）新生儿病室内应每日紫外线照射消毒，每次 30 分钟，照射时应注意遮蔽患儿眼部和皮肤。

（3）空气消毒柜 24 小时开放。

（4）新生儿的衣服、被褥、尿布及用品应专柜存放，保持清洁、干燥。

（三）指导要点

1. 指导家属为新生儿沐浴。

2. 指导家属学会脐部护理。

3. 指导喂养及喂养过程中的注意事项。

4. 指导家属预防新生儿、婴儿的交叉感染。

5. 指导家属按时进行预防接种。

一、各种导管插入深度、更换时间

1. 吸氧鼻导管 鼻尖至耳垂长度的 2/3。

2. 导尿管

（1）男 20～22cm（相当于导尿管长度的 1/2），见尿液流出再插入 1～2cm。

（2）女 4～6cm，见尿液流出再插入 1～2cm。

（3）长期留置尿管者根据尿培养结果及医嘱更换尿管。

3. 胃管 45～55cm（相当患者发际到剑突的长度或鼻尖经耳垂至剑突的长度）。

4. 十二指肠管 75cm。

5. 肛管 不保留灌肠 7～10cm，保留灌肠 15～20cm。

6. 气管套管 银质套管，每 4 小时煮沸消毒更换 1 次。

二、各种溶液浓度、温度

1. 输入液体加温 ＜34℃。

2. 灌肠液

（1）大量不保留灌肠

①常用溶液浓度：0.1～0.2% 肥皂水，等渗盐水，降温时用等渗冰盐水。

②液量：成人每次用 500～1000ml；小儿根据年龄酌减，每次用 200～500ml。

③温度：39～41℃，降温时用 28～32℃，中暑患者可用 4℃ 等渗盐水。

④压力：液面距肛门 40～60cm。

（2）小量不保留灌肠

①常用溶液浓度：1，2，3 溶液（即 50% 硫酸镁 30ml，甘油

60ml，温开水 90ml）。

②液量：成人每次用 100～200ml。

③温度：39～41℃。

④压力：液面距肛门 40～60cm。

（3）保留灌肠

①常用溶液浓度：10% 水合氯醛液；20% 黄连素液；0.5%～1% 新霉素液。

②液量：不超过 200ml。

③温度：39～41℃。

④压力：液面距肛门不超过 30cm。

3. 鼻饲饮食温度 38～40℃。

4. 洗胃水温 38～40℃。

5. 温水擦浴水温 34℃（降温时用）。

6. 床上浴水温 40～43℃。

7. 床上洗头水温 40～45℃。

8. 灭投虱、虮卵液浓度

①50% 乙醇 30% 含酸百部酊（即 50% 乙醇 100ml，内加入百部 30 克，100% 乙酸 1ml，加盖浸泡 48 小时）。

②30% 百部寒酸煎煮剂（即水 1 市斤加药渣，煎煮 30 分钟，用纱布过滤，将两次煎汤的药液合并，煎煮浓缩至 100ml，冷却后加入 100% 乙酸 1ml）。

三、各种过敏试验液的浓度及注入剂量

1. 青霉素试验

浓度：每毫升含 200～500 单位的青霉素 G 等渗盐水溶液。

注入剂量：20～50 单位（即每毫升含 200～500 单位的青霉素 G 等渗盐水溶液 0.1ml 作皮内注射）。

2. 普鲁卡因试验

浓度：0.25% 奴夫卡因溶液。

注入剂量：取 0.25% 奴夫卡因溶液 0.1ml 作皮内注射。

3. 破伤风抗毒素试验

浓度：每毫升含 150 个国际单位的破伤风抗毒素溶液。

注入剂量：15单位（即取每毫升含150个国际单位的破伤风抗毒素溶液0.1ml作皮内注射）。

4. 细胞色素C试验

浓度：每毫升含0.75mg的细胞色素C溶液。

注入剂量：0.075mg（即取每毫升含0.75mg的细胞色素C溶液0.1ml作皮内注射）。

5. 碘试验

浓度：30%泛影葡胺溶液。

注入剂量：取30%泛影葡胺溶液0.1ml作皮内注射。

6. 链霉素试验

浓度：每毫升含2500单位的链霉素等渗盐水溶液。

注入剂量：250单位（即取每毫升含2500单位的链霉素等渗盐水溶液0.1ml，作皮内注射）。

7. 头孢菌素类药物

浓度：每毫升含0.5mg头孢菌素的等渗生理盐水溶液。

注入剂量：0.05mg（即取每毫升含0.5mg头孢菌素的等渗生理盐水溶液0.1ml，作皮内注射）。

四、注射时针头与皮肤的角度

1. 皮内注射　针头和皮肤呈5°角刺皮内。

2. 皮下注射　针头和皮肤呈30°～40°角刺皮下。

3. 肌内注射　针头和皮肤呈90°角刺肌肉。

4. 静脉注射　针头和皮肤呈15°～30°角静脉上方或侧方刺入皮下再沿静脉方潜行刺入。

每分钟输入液体的滴数计算公式（7号针头）：

输入液总量÷输液时数＝每小时输入毫升数

每小时输入毫升数÷60＝每分钟输入毫升数

每分钟输入毫升数×20＝每分钟的滴数

五、氧气吸入流量

1. 缺氧症状

（1）轻度缺氧

①症状：无明显的呼吸困难，仅有轻度发绀，神志清楚。

②血气分析：动脉血氧分压（PaO_2）为 50～70 毫米汞柱，二氧化碳分压（$PaCO_2$）大于 50 毫米汞柱。

（2）中度缺氧

①症状：发绀明显，呼吸困难，神志正常或烦躁不安。

②血气分析：氧分压为 35～50 毫米汞柱，二氧化碳分压大于 70 毫米汞柱。

（3）重度缺氧

①症状：显著发绀，三凹征明显，患者失去正常活动能力，呈昏迷或半昏迷状态。

②血气分析：氧分压在 35 毫米汞柱以下，二氧化碳分压大于 90 毫米汞柱。

2. 氧气吸入的适应证

血气分析检查是用氧的指标，当患者的动脉血氧分压（PaO_2）低于 50 毫米汞柱时（正常值为 80～100 毫米汞柱，50 毫米汞柱为最低限值），则应给予吸氧。

3. 吸入流量

（1）心脏病、肺水肿者：4～6 升/分。

（2）无二氧化碳潴留者：2～4/分。

（3）缺氧并严重二氧化碳 1～2 升/分。

（4）儿童：1～2 升/分。

4. 氧气筒

筒内可耐高压达 150 个大气压（即 150 公斤/平方厘米），容纳氧气约 6000 升。

5. 氧气压力表

氧气压力以公斤/平方厘米表示。如指针在 120 刻度处，则表示筒内压力为 120 公斤/平方厘米。

6. 氧气流量表

氧气流量表用以测量每分钟氧气的流出量。流量表有两种，一种流量表内装有浮标，当氧气通过流量表时，即将浮标吹起，从浮标上端平面所指刻度，可以测知每分钟氧气的流出量。另一种流量表为汞柱式，在 500 毫升以下，流量以毫升/分计算，在 500 毫升以上则以升/分计算。

7. 氧气湿化瓶

瓶内装入 1/3 或 1/2 的无菌注射用水，并有长、短管各一根，长管和流量表相连，短管和鼻导管相连。

如为急性肺水肿患者吸氧时，湿化瓶内应改盛 20% ~ 30% 乙醇。这样可降低肺泡内泡沫的表面张力，使泡沫破裂，可扩大气体和肺泡壁的接触面，使气体易于弥散，改善气体交换功能。

8. 氧浓度和氧流量的换算法计算公式

$$吸氧浓度\% = 21 + 4 × 氧流量（升/分钟）$$

9. 用氧注意安全，做好四防　防震、防火、防热、防油。氧气筒距火至少 5 米，距暖气 1 米。

六、压力单位换算

1. 压力单位换算　1kPa = 7.5mmHg

2. 血压压力单位换算表

kPa	mmHg	kPa	mmHg
40	300	18	135
38	285	16	120
36	270	14	105
34	255	12	90
32	240	10	75
30	225	8	60
28	210	6	45
26	195	4	30
24	180	2	15
22	165	0	0
20	150		

七、破伤风抗毒素脱敏注射法

次数	抗毒血清	等渗盐水	注射法
1	0.1 毫升	0.9 毫升	肌内注射
2	0.2 毫升	0.8 毫升	肌内注射
3	0.3 毫升	0.7 毫升	肌内注射
4	余量	稀释至 1 毫升	肌内注射

八、各种药物中毒的灌洗溶液和禁忌药物

药物	服用或灌洗溶液	禁忌药物
酸性物	镁乳、蛋清水、牛奶	强酸药物
碱性物	5%醋酸、白醋、蛋清水、牛奶	强碱药物
氰化物	饮3%过氧化氢后引吐，1:15000 - 1:20000 高锰酸钾洗胃	
敌敌畏	2% ~4%碳酸氢钠，1%盐水 1:15000 - 1:20000 高锰酸钾洗胃	
1605，1059 乐果（4049）	2% ~4%碳酸氢钠洗胃	高锰酸钾
敌百虫	1%盐水或清水洗胃，1:15000 - 1:20000 高锰酸钾洗胃	碱性药物
DDT，666	温开水或生理盐水洗胃，50%硫酸镁导泻	油性泻药
酚类，来苏尔（煤酚皂），苯酚	用温水、植物油洗胃至无酚味为止，洗胃后多次服用牛奶、蛋清水保护胃黏膜，1:15000 - 1:20000 高锰酸钾洗胃	
巴比妥（安眠药）	1:15000 - 1:20000 高锰酸钾洗胃，硫酸钠导泻	
异烟肼（雷米封）	同上	
灭鼠药（磷化锌）	1:15000 - 1:20000 高锰酸钾洗胃，0.1%硫酸铜洗胃，0.5% ~1%硫酸铜溶液每次10毫升，每5~10分钟服一次，配合用压舌板等刺激舌根引吐	鸡蛋、牛奶、脂肪及其他油类食物

九、可能使粪便变色的药物

药　物	产生的颜色
抗酸药、氢化铝类药剂	类白色或有斑点
蒽醌类	黄色至绿色
口服抗生素	灰绿色
所有抗凝药	粉红色至红色或黑色*
含铋制剂	绿黑色
活性炭	黑色
低铁盐	黑色
肝素	粉红色至红色或黑色*
消炎痛	绿色
羟基保泰松	粉红色至红色或黑色*
保泰松	粉红色至红色或黑色*
扑蛲灵	红色
利福平	橙红色
水杨酸盐（特别是阿司匹林）	粉红色至红色或黑色*

*这种颜色表明可能有肠出血。

十、可能使尿变色的药物

药　物	产生的颜色
氨基比林	红色
阿米替林	蓝绿色
蒽醌类	黄至红或红棕色
安替比林	黄至红色
氯喹	锈黄色至棕色
大黄泻素	在碱性尿时为粉红色至红或红棕色
低铁盐	黑色
呋喃唑酮	锈黄至棕色
消炎痛	绿色
山梨醇铁	黑色

药　物	产生的颜色
左旋多巴	放置时变暗黑色
甲基多巴	放置时变暗黑色
亚甲蓝	蓝绿色
甲硝基羟乙唑	暗黑色
呋喃妥因	锈黄至棕色
非那西汀	放置时变暗棕色至黑色
酚酞	有碱性尿时为粉红至红色
吩噻嗪类	粉红至红色或红棕色
苯琥胺	粉红至红色或红棕色
苯妥英	同上
伯氨喹	锈黄至棕色
奎宁	棕至黑色
间苯二酚	暗绿色
核黄素	黄色
利福平	亮橙红色
水杨酸偶氮磺胺吡啶	在碱性尿时为橙黄色
磺胺类	锈黄色至棕黑色
氨苯喋啶	淡黄色荧光
华法林	橙黄

十一、乙肝病毒标志物化验结果的判断

乙肝病毒血清学标志物组合						判断	
表面抗原	表面抗体	e抗原	e抗体	核心抗体	临床疾病	传染性	治疗需求
＋	－	＋	－	－	急性乙肝 慢性乙肝	有	需要
＋	－	＋	－	＋	急性乙肝 慢性乙肝	有	需要
＋	－	－	＋	＋	急性乙肝 携带者 慢性乙肝 恢复状态	低	DNA阳性 需治疗， 阴性者 随访

乙肝病毒血清学标志物组合						判断	
表面抗原	表面抗体	e 抗原	e 抗体	核心抗体	临床疾病	传染性	治疗需求
+	–	–	–	–	HBSAg 携带者	一般无 建议查 DNA	随访
–	+	–	+	+	恢复期	无	不需
–	+	–	+	–	恢复期	无	不需
–	+	–	+	–	恢复期 或注射 疫苗后		

注：检测乙肝病毒脱氧核糖核酸（HBN – DNA）阳性，标志其有传染性，病毒在复制。